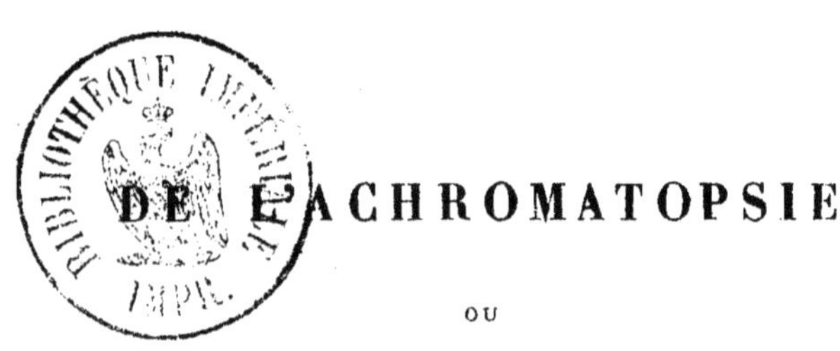

DE L'ACHROMATOPSIE

OU

CÉCITÉ DES COULEURS

DE LA PERCEPTIVITÉ

NORMALE ET SURTOUT ANORMALE

DE L'ŒIL POUR LES COULEURS

SPÉCIALEMENT

DE L'ACHROMATOPSIE

OU

CÉCITÉ DES COULEURS

Par le Dr Émile GOUBERT

Ancien externe des hôpitaux de Paris,
Lauréat de l'École pratique de médecine,
Professeur de sciences physiques à cette École et au collége Rollin,
Membre des Sociétés botanique et géologique de France,
de la Société des naturalistes de Moscou, de celle de Hanau,
Président de la Société des naturalistes de Paris, etc.

PARIS
ADRIEN DELAHAYE, LIBRAIRE-ÉDITEUR
PLACE DE L'ÉCOLE-DE-MÉDECINE

1867

DE LA PERCEPTIVITÉ

NORMALE ET SURTOUT ANORMALE

DE L'ŒIL POUR LES COULEURS

SPÉCIALEMENT

DE L'ACHROMATOPSIE

OU

CÉCITÉ DES COULEURS

AVANT-PROPOS

Avant de commencer notre esquisse, destinée aussi bien aux gens du monde qu'aux médecins, nous avons cru devoir résumer, à propos des couleurs, quelques données fort élémentaires d'ailleurs et tout à fait classiques, mais dont la connaissance trouve, ou peut trouver un jour ses applications à l'étude de l'achromatopsie, but principal de ce travail. Cet avant-propos, qu'un lecteur versé dans les connaissances physiques pourrait se dispenser de parcourir, répond d'ailleurs en partie à cette portion de notre titre : *Les couleurs telles que les perçoit l'œil normal.*

Chacun connaît l'expérience par laquelle Newton parvint à prouver, au moyen du prisme, que la lumière blanche du soleil n'est pas simple. Le *spectre solaire* ainsi obtenu par la réfraction (la dispersion ou décomposition à travers un milieu réfringent), est formé, comme l'arc-en-ciel, d'un nombre infini de teintes. Newton en distingue sept plus saillantes, principales, savoir, de haut en bas : le *rouge*, l'*orangé*, le *jaune*, le *vert*, le *bleu*, l'*indigo*; le *violet*.

Ces couleurs *primitives*, dont la synthèse ou réunion constitue, comme l'a si clairement démontré Newton, la *lumière blanche ordinaire*, ne sont pas *réfrangibles* à un degré identique, car la déviation est moindre pour les rayons rouges que pour les autres. C'est même de cette inégale dispersibilité des radiations du spectre que résulte la dissociation de la lumière par le prisme. De plus, si l'on fait passer isolément, à travers un nouveau prisme, l'une ou l'autre des couleurs principales du spectre, elles ne se décomposeront plus. Elles sont donc *simples* et *indissociables*.

Toutefois, avec quelques auteurs, notamment Young et le professeur Brewster (d'Édimbourg), remarquons que, dans ces sept couleurs, on peut en considérer de pures et de composées, les premières, au nombre de trois : le rougé (carmin), le jaune (gomme-gutte) et le bleu (bleu de Prusse). On sait en effet que nos peintres, en mariant le jaune au rouge, produisent de l'orangé, comme l'union du jaune au bleu donne le vert; le violet est de même une couleur *binaire* due au mélange du rouge et du bleu; quant à l'indigo, il dérive aussi du bleu, et il est inutile même de le distinguer ici du violet, c'est un simple bleu-violet (1). Ayant

(1) Ainsi, pour donner de suite une idée de la nomenclature scientifique du coloris, telle que l'a faite M. Chevreul, il existe trois couleurs primitives, trois binaires, un grand nombre de nuances. Une *nuance*, dans l'acception scientifique de ce mot pris souvent par le langage usuel comme sy-

analysé le spectre solaire, en le regardant à travers des substances colorées susceptibles de ne laisser passer que certaines couleurs et d'éteindre les autres, M. Brewster a observé qu'il existe du rouge dans toutes les parties colorées comme aussi du jaune et du bleu. M. Brewster, s'appuyant également sur des données physiologiques, veut donc (1) que le spectre solaire soit formé de trois spectres superposés d'égale étendue, l'un rouge, l'autre jaune, le troisième bleu : tous trois offrent leur summum d'intensité en des points différents, d'où résultent les diverses nuances du spectre solaire, les trois pures et les quatre composées.

— Il nous faut rappeler encore brièvement la *théorie de Newton sur la couleur des corps*. Constatons d'abord que nous voyons les objets par la seule lumière réfléchie à leur surface. Il n'y a d'exception que pour les corps

nonyme de *couleur*, est la relation de plusieurs couleurs voisines, de ce que M. Chevreul nomme plusieurs *gammes voisines* (Voyez page 30 et 31) : aussi une couleur ne peut-elle se *nuancer* que de deux côtés. Le jaune ne peut être *nuancé* que par du rouge ou du bleu et ainsi des autres : Une couleur binaire n'est variable, comme nuance, que par l'une ou l'autre de ses deux constituantes. Les nuances sont d'ailleurs indépendantes des variations indéfinies ou *tons* que peut affecter une couleur *franche* (soit primitive soit binaire) en prenant du blanc ou en se couvrant de noir. Le *ton*, ou l'*intensité*, soit d'une couleur, soit d'une nuance, résulte d'une atténuation par du blanc ou d'un assombrissement par du noir : le rouge qui va vers le blanc devient *rose*, le violet auquel on ajoute du blanc est du *lilas*, etc. Nous verrons plus loin comment M. Chevreul arriva dans ses *cercles chromatiques*, en partant arbitrairement de 12 couleurs seulement (rouge, orangé-rouge, orangé, orangé-jaune, jaune, vert-jaune, vert, vert-bleu, bleu, bleu-violet, violet, violet-rouge), et sans compter les 20 tons de chacune de ces 12 couleurs modifiées par le blanc ou par le noir, — à composer 72 *gammes* de couleurs en interposant 5 *gammes* entre le rouge, par exemple, et le rouge-orangé, de façon à répondre à tous les besoins de la peinture, de la tapisserie, des sciences naturelles. Chaque couleur se nomme d'après la place qu'elle occupe dans le cercle chromatique (Voyez p. 30).

(1) *Edinburgh Journal of sciences*, t. V, p. 19.

diaphanes que nous regardons par transmission, c'est-à-dire par transparence. Or les corps opaques décomposent la lumière qu'ils réfléchissent, comme les diaphanes la lumière qu'ils réfractent. Leur couleur ne dépend donc que de leur pouvoir *réflecteur* pour diverses nuances du spectre, et de leur pouvoir *absorbant* pour les autres, ce dernier toujours complémentaire du premier. Ainsi, un corps sera jaune non par lui-même, mais parce qu'il absorbera tous les rayons de lumière blanche incidents à sa surface, le jaune excepté. Le noir serait l'absence de lumière; une substance noire absorbe la totalité des nuances du spectre : mais, en fait, le noir n'est pas plus une couleur que le blanc : chacun d'eux est la réunion de toutes les couleurs. Il n'y a pas d'objets absolument noirs, ceux qu'on répute ainsi sont de couleur plus ou moins foncée, comme nous le verrons en parlant des *tons* des gammes chromatiques (page 31); le noir peut, par exemple, être du bleu foncé, comme le bleu du noir clair. En se réunissant, les trois couleurs premières des artistes donnent le brun, l'ombre, le noir. Un corps soit blanc, soit incolore n'éteint aucune des couleurs mères du spectre; les gaz incolores ne le sont qu'en raison de leur impuissance à absorber les radiations lumineuses. Si les autres gaz, bien que diaphanes, se montrent colorés, c'est que tous les rayons ne sont pas également transmissibles dans ces milieux; le milieu prend la couleur pour laquelle il est le plus diaphane. Le verre rouge, s'il est bien monochromatique, ne laisse passer que le rouge et éteint toutes les couleurs. L'aurore *aux doigts de rose* reconnaît la même origine. Le soleil ou la lune sont rouges à leur lever, et d'un éclat peu intense, toujours par le fait d'absorption; car les couches d'air inférieures, c'est-à-dire rasant l'horizon au lieu d'observation, se montrent plus épaisses, plus riches en vapeur d'eau, et les rayons des astres sont d'ailleurs plus obliques à leur lever. La même absorption par l'atmosphère explique la teinte orangée que prennent, la nuit, les lumières éloignées, surtout dans les temps humides : c'est une des sources d'incertitude des *signaux colorés* dont nous parlerons à propos du pronostic. Dans les zones supérieures de l'air, dans celles qui sont au zénith, c'est-à-dire sur la tête de l'observateur, les rayons du soleil paraissent rouges dans les grands brouillards seulement (1). Le plus souvent, ces couches atmosphériques réfléchissent les rayons bleus de la lumière blanche, d'où la teinte azurée de la voûte céleste et les tons bleuâtres que prennent au loin les montagnes.

La couleur des corps varie même singulièrement, pour certains au moins, selon qu'ils sont opaques ou transparents, en grande masse ou en minime quantité. L'or est jaune en lingot ; si nous en prenons une feuille battue pour la fixer sur un morceau de verre, il paraîtra rouge par réflexion, vert par transmission, car il conserve à cet état une certaine transparence, indépendante des déchirures qu'offrent ces lames minces rare-

(1) Les derniers rayons éteints par les brouillards sont les rouges, ce qui a fait dire à M. Dumas, dans son rapport sur le prix de 50,000 fr., en 1866, que les lampes à huile (l. de Fresnel), à cause de leur lumière rouge, convenaient mieux aux phares que les régulateurs électriques, dont les feux sont plus blancs : opinion contestable d'ailleurs ; car, si ces feux sont dix fois plus intenses, leurs rayons rouges sont certainement plus nombreux.— M. Janssens (*Acad. des Sc.*, 20 juillet 1866) a montré que les raies spectrales de la vapeur d'eau se groupent dans le rouge, l'orangé, le jaune. Cette vapeur paraît éteindre les radiations bleues et violettes. L'auteur conclut, comme nous, que la couleur rouge du soleil est due à la vapeur d'eau atmosphérique.

ment bien continues (1). L'argent est noir à l'état de division presque moléculaire, par exemple sur nos épreuves photographiques (2). Déposé en couche ténue par la galvanoplastie, il montre en bleu-violeté la lumière qui le traverse, dans les premiers moments du moins, car l'œil finit par s'habituer à cette couleur, et par voir, à travers les corps avec leur vraie couleur, comme il les voit avec des lunettes colorées (page 21). Le cuivre est brun quand on le prend en particules très-ténues; la mousse de platine est aussi sombre. M. Gladstone a montré que certaines substances, bleues ou vertes si on les envisage en minime proportion, sont rouges ou pourpres sous une épaisseur considérable : tel est le *polychroïsme* propre à quelques sels d'uranium, de fer, de cobalt, de chrome (perchlorure), aux permanganates, à la dissolution sulfurique d'indigo, à la chlorophylle ou matière verte des feuilles qui laissent en effet facilement passer les rayons rouges extrêmes du spectre, quand on les prend en masse suffisante.

Dans un autre ordre d'idées, le protoxyde de plomb est blanc à l'état hydraté, jaune sous forme de massicot, rouge quand il s'appelle litharge; le bioxyde de cuivre anhydre est noir, hydraté il est bleu; le sulfate de fer anhydre est blanc, hydraté il devient vert; le bioxyde de cuivre obtenu par voie humide est jaune, par voie sèche il se montre rouge (précipité *per se*).

Seuls, les corps blancs restent tels, même en poudre.

(1) L'or vert du commerce (alliage d'or et d'argent) laisse passer, non plus la lumière verte comme l'or jaune, mais une lumière bleue d'une nuance qui varie avec la quantité de métaux alliés.

(2) Il n'est d'ailleurs pas certain que l'argent, précipité d'un bain par la lumière ou par un corps organique, soit à l'état de métal chimiquement pur ; il est tout au moins mêlé de chlorure.

Les rayons lumineux, bien que concentrés, sont toujours sans action sur le sucre, le sel, la farine, la neige même. Si celle-ci fond, ce n'est pas par le fait des radiations lumineuses du soleil, mais par les rayons caloriques obscurs du spectre, rayons qu'on peut filtrer, par exemple à travers une solution d'iode dans le bisulfure de carbone, cette solution tamisant seulement les radiations obscures et arrêtant les radiations lumineuses pour lesquelles elle se comporte comme un corps opaque, selon les belles expériences de Tyndall.

Nous avons dit que le spectre est limité en haut par le rouge, en bas par le violet. Mais ce n'est là, croit-on, qu'une apparence; si nos yeux étaient plus parfaits, ils percevraient encore de la lumière dans les espaces obscurs situés au delà de ces couleurs, exactement comme avec des oreilles mieux sensibles, nous pourrions peut-être entendre des sons de la part de corps donnant moins de 10 ou plus de 80,000 vibrations à la seconde. Les physiciens sont, en outre, parvenus, depuis Wollaston, à reconnaître que les *rayons chimiques* ou *photographiques* du soleil, c'est-à-dire agissant sur les substances sensibles à la lumière, comme le sont les sels d'argent, existent surtout dans ces bandes obscures qui terminent le violet, en dehors du spectre visible. Un spectre photographié ne commence qu'au vert et se prolonge de beaucoup au-dessous du violet. Là aussi se trouvent les *rayons phosphorogéniques* de M. Edmond Becquerel, c'est-à-dire ayant la propriété de rendre brillants, *phosphorescents*, dans l'obscurité, certains corps, comme le sulfure de baryum, les yeux mêmes (1),

(1) M. Bence Jones montrait récemment à l'institution royale de Londres qu'en plaçant la tête d'un individu dans la partie invisible du spectre de l'arc électrique projeté sur uu écran, les yeux brillent subitement

qu'on y expose momentanément. Si les cordes d'une harpe vibrent encore quelques instants après que la main les a quittées, de même certaines matières, vibrant sous l'influence d'un rayon lumineux, restent el es-mêmes brillantes quand la source disparaît : témoins ces tubes de Geissler que parcourt l'étincelle électrique, et qui conservent encore de pâles teintes rouges, vertes ou jaunes, quand le courant a été interrompu.

Au contraire, Herschel a montré que le maximum des *rayons calorifiques du spectre* existe au-dessus du rouge, à travers les rayons les plus graves, s'il est permis d'emprunter cette comparaison à l'acoustique; il est à une distance égale environ à la moitié de la longueur du spectre visible. Dans cet espace obscur supérieur au rouge, il y a encore de la chaleur en un point aussi éloigné du rouge que celui-ci l'est du violet. Nous avons dit qu'on pouvait absorber ses rayons coloriques obscurs, par exemple, avec une dissolution d'alun qui agit en sens inverse du sulfure de carbone iodé. Nous verrons, à propos de l'origine de l'achromatopsie, certaines théories sur l'inégale chaleur des divers rayons.

Il est aujourd'hui reconnu classiquement que les oscillations de ce milieu subtil, de ce fluide infiniment élastique nommé *éther*, — supposé (1) depuis Hooke,

d'une lueur analogue à celle d'un diamant jaune ou d'un sulfure alcalin exposé momentanément au soleil. (*Revue des Cours scient.*, 6 oct. 1866).

(1) L'éther relierait les astres entre eux, en sorte que ce qui se produit en un point irait, comme une onde, du centre à la circonférence, et de la circonférence au centre. En fait, l'éther, dans lequel le P. Secchi voit la substance universelle et primordiale, paraît encore une abstraction de l'esprit comme la gravitation, — cet autre *souffle ou éther* subtil caché dans les corps sans constituer une propriété essentielle de la matière, être arbitraire, lui aussi, pour lequel Newton a rêvé une série de qualités occultes. — A moins d' admettre avec Hegel, que le rien peut *devenir* quelque chose par ses phénomènes, nous ne sommes pas aussi con-

Huygheus, Young, Fresnel, entre les molécules ou les atomes de tous les corps, dans les espaces célestes, dans l'univers entier, milieu dans lequel se propagent les ondes lumineuses, selon une direction idéale nommée *rayon*, — sont moins rapides dans le rouge que dans le violet. Si nous ne percevons plus rien au delà de ces deux couleurs, c'est, d'une part, à cause de la trop faible, de l'autre, par suite de la trop grande célérité des vibrations de ce subtil medium, sans lequel nous ne communiquerions pas avec le soleil, nous ne recevrions

vaincu de son existence que Tyndall et beaucoup d'autres physiciens de mérite le sont. Reconnaissons cependant combien s'affirme et tend à unifier la science cette hypothèse de l'existence d'un medium matériel remplissant si bien l'espace interstellaire et interplanétaire, que celui-ci devient désormais un *plenum* et non un *vacuum*, qu'il y a continuité dans la nature infinie (comme le voulait Descartes), que le vide n'existe pas. « Comment a été démontrée l'existence de ce merveilleux medium intangible au moyen duquel soleil et étoiles répandent leurs rayonnements ? En prouvant que, par sa supposition, tous les phénomènes optiques s'expliquent si clairement que la raison satisfaite n'a plus rien à désirer..... Ce sont les ondulations de l'éther parties de ces lampes qui nous les rendent visibles, mais ces ondulations sont si petites qu'il en faudrait de 30 à 60000 placées bout à bout pour couvrir une longueur d'un pouce. Leur nombre est la compensation de leur petitesse : des trillions de ces ondulations sont entrés dans vos yeux pendant la plus courte phrase que je puisse prononcer. » (Tyndall, *Revue des cours scient.*, 3 mars 1866). Pour démontrer l'existence de l'éther, on admet les témoignages tirés : 1° De la nature de la lumière et de la chaleur (l'ancienne hypothèse de l'émission, d'après laquelle tout corps lumineux émettrait des particules jusqu'à notre œil, est devenue insoutenable); car ces particules, se mouvant avec une énorme vitesse, blesseraient notre œil, et, d'après MM. Foucault et Fizeau, la lumière se propage plus dans l'air que dans l'eau, contrairement à cette théorie, etc. etc.). 2° du mouvement des corps célestes (M. Encke a calculé que le retard de sa comète, constamment le même à chaque apparition, ne saurait s'expliquer sans un milieu résistant); 3° de certaines expériences entreprises ici-bas (expérience de rotation, dans le vide, faite par MM. Balfour Stewart et Tait. *Revue des cours scient.*, 1866, n° 40). La théorie de l'éther, comme base de l'explication des phénomènes lumineux ou magnétiques, a été soumise au calcul par M. Maxwell.

pas de cet astre lumière et chaleur pendant chaque seconde.

Il est bon de prendre acte de ces notions, qui nous indiquent dès l'abord la limite de l'échelle des couleurs, par suite d'une limite correspondante dans la perceptivité de tout œil normal. Leur justesse est confirmée par l'expérience suivante. Isolons ces rayons ultra-violets, déjà distincts par l'énergie de leur action chimique, mais n'impressionnant plus la rétine, parce que la délicatesse de cette expansion du nerf optique ne peut supporter leur rapidité de transmission ; faisons-les tomber sur une substance phosphorescente, capable en les absorbant de s'illuminer même dans la partie invisible du spectre, soit sur une solution de sulfate de quinine. Les vibrations du rayon ultra-violet, trop rapides pour exciter les mouvements isochrones de la rétine se modifient, se transforment, au sein de la substance fluorescente, en un autre mouvement capable, lui, de provoquer la sensation limineuse. La vitesse des ondulations se modère, et, de muette qu'elle était tout à l'heure, la partie ultra-violette va parler aux yeux, devenir bleu-blanchâtre, comme l'a montré Stokes, les substances phosphorescentes constituant des microscopes spéciaux pour la limite inférieure du spectre.

Il résulte d'ailleurs des travaux de Fresnel, sur les interférences et la longueur des ondulations lumineuses, que le nombre des oscillations faites par les prétendues molécules de l'éther, dans un temps donné, détermine seul la nature des couleurs, comme le nombre des ondes sonores produit les différentes hauteurs du son. Un rayon lumineux n'est qu'une série de particules d'éther vibrant autour de leur position d'équilibre, comme le feraient des pendules l'un à côté de l'autre, et cela sous l'action d'un objet lumineux, — ainsi qu'un corps vibrant dans l'air engendre, par chacune de ses vibrations, une onde sonore qui se propage tout alentour (1). On a déterminé avec exactitude le nombre des vibrations correspondant à chaque son isolé; ainsi le la_3, le son du diapason, fait 870 vibrations par seconde. De même les mesures les plus rigoureuses, prises sur la largeur et les positions des franges, dans les expériences d'interférence, ont donné exactement les longueurs d'onde des diverses couleurs. La longueur d'onde d'un rayon rouge est de 620 millionièmes de millimètre. Frauenhofer dit 64 cent millièmes de 1 millimètre et le nombre des oscillations d'un atome d'air sous l'influence de cette couleur s'élèverait à 498000000 : pour M. d'Huart, l'atome d'air tourne, en un millionième de seconde, 1655342000000 de fois sur lui-même avec le rayon rouge. — Sous l'influence de la couleur ultra-violette, l'atome tourne, dans le même temps, 5824767000000 ; le rouge extrême, celui qui vibre le plus lentement, fait 480 billions de vibrations par seconde. Ces nombres paraissent phénoménaux. Mais il faut songer à la grande vitesse avec laquelle la lumière se propage dans l'espace (2), et d'autre part à la petitesse des ondes lumineuses isolées, — deux circonstances qui rendent fort considérables, qui portent à

(1) Seulement, d'après Fresnel, les ondes lumineuses et caloriques sont transversales, les sonores sont longitudinales au contraire. M. de Colnet d'Huart a montré (1863) que les forces produisant les deux premières impriment aux atomes un mouvement de toupie, de rotation autour de leur centre de figure, augmentant du rouge au violet; pour les secondes, les atomes ont un simple mouvement oscillatoire, sans rotation, comme dans le pendule.

(2) 77000 lieues de 4000 mètres par seconde, d'après l'observation de l'aberration des étoiles fixes, par M. Struve ; 78000 lieues d'après M. Fizeau ; 74500 lieues d'après M. Foucault.

des billions le nombre des ondes lumineuses pénétrant dans notre œil en une seule unité de temps. Les différentes couleurs ne s'éloignent d'ailleurs pas extrêmement les unes des autres par rapport à leur vitesse de vibrations. Les vibrations du violet ne sont pas tout à fait deux fois aussi rapides que celles du rouge, c'est-à-dire que, si nous comparons les hauteurs des notes de musique, — dépendant aussi de la rapidité des ondes, ou, en d'autres termes, de la longueur d'ondes, — aux diverses couleurs du spectre, l'étendue de ce dernier ne comprend pas tout à fait une octave (1).

Il est intéressant enfin de remarquer que la lumière et la chaleur,—dont les lois restent les mêmes pour la propagation, la réflexion, la réfraction — sont les manifestations d'une même cause de mouvements vibratoires de l'éther, et des molécules pondérables, au point qu'elles peuvent passer de l'une à l'autre, se transformer l'une dans l'autre, et qu'elles se montrent réunies dans les rayons du soleil ou d'une flamme. Ni l'une ni l'autre n'est de la matière ; ce sont des effets de différents mouvements de la matière (2). Il y a chaleur obscure quand

(1) La sensibilité de l'oreille est donc plus grande que la perceptivité de l'œil le plus sain, comme il résulte aussi de ce que nous dirons plus loin sur les *gammes de couleurs*. Si, dès à présent, avec Wartmann (*Mém. de la Soc. de physiq. de Genève*, t. XII), nous représentons la longueur d'ondulations dans l'air pour le rouge extrême, par 0pc., 0000266 (mesures anglaises), et pour le violet extrême, par 0pc, 0000167, le rapport des vibrations correspondantes est 1,59 à 1, valeur un peu au-dessous de 1,6 celle de la *sixte mineure*, et indiquant que toutes les couleurs visibles ne comprennent même pas une octave entière. — On complétera ces indications sur les longueurs d'onde des couleurs par ce que nous en disons à propos du *diagnostic différentiel*.

(2) Le son n'est aussi qu'un mouvement de la matière. Une lame d'acier fixée dans un étau et frottée avec un archet, vibre avec un son d'autant plus aigu qu'on la raccourcit davantage ; quand elle est très-courte, il faut développer un grand effort pour la faire vibrer, et bientôt le travail consumé par le frottement se transforme non plus en son, mais en chaleur. C'est une des nombreuses expériences à l'appui des beaux travaux

les vibrations de l'éther sont peu rapides, trop lentes dans leur succession pour que notre œil soit capable de les recevoir, car, considérées en elles-mêmes, ces vibrations sont très-rapides. Dans le cas contraire ou quand, la température des corps chauds s'élevant, les vibrations augmentent en intensité et en quantité, il se manifeste de la lumière, accompagnée encore, il est vrai, de chaleur; les corps passent alors successivement du rouge naissant à un orangé de plus en plus clair, et jusqu'au blanc éblouissant. — Si les radiations rouges sont douloureuses à percevoir, si, — de même que certains sons produisent de désagréables impressions sur l'ouïe, — elles irritent ou même affectent assez fâcheusement la vue pour que l'habitude d'écrire à l'encre carmin ait parfois compromis la vision, n'est-ce pas peut-être par suite de leur plus grande chaleur? Et, dès lors, n'est-il pas heureux pour nous que les rayons ultra-rouges soient invisibles, obscurs et ne puissent pénétrer jusqu'à la rétine, absorbés qu'ils sont par les milieux de l'œil, comme ils le seraient par de l'alun? La température qui leur est propre léserait notre rétine. La

modernes sur l'équivalence et la transformation des forces, sur l'équivalent mécanique de la chaleur, sur l'inutilité des divers fluides qu'admettait autrefois la physique, sur l'unité d'origine des lois si variées de la nature. Comme le disait M. Gavarret dans ses savantes leçons à la Faculté en 1866 (*Mouvement méd.*, 1866, p. 290): «Toutes les modalités dynamiques peuvent se substituer les unes aux autres par voie d'équivalence; la puissance ne gagne rien, ne perd rien; une force, quelle qu'elle soit, n'est qu'une modification de la matière, indestructible comme la matière.» Cette correlation, des grandes forces de la nature et de leurs transformations mutuelles, est la plus grande révolution qui se soit accomplie dans les sciences physiques depuis Newton. Tous les impondérables, la vie elle-même, sont des modes divers de *la force*, qui se caractérisent objectivement par le mouvement; ils peuvent se transformer l'un dans l'autre sans que, pour cela, il y ait jamais altération de la somme des effets mécaniques auxquels ils sont équivalent et par lesquels on peut les mesurer. Voyez Graves, *De la corrélation des forces*, traduction Moigno, 1856, et *Revue des cours scient.*, 15 septembre 1866.

teinte verte est, au contraire, la plus douce et la plus favorable à la conservation de la vue. Des tapis rouges sur les tables de Hombourg congestionneraient presque autant la tête que la fureur du jeu. Les abat-jour verts sont les plus convenables pour le travail du soir, c'est un fait reconnu de tous. Dans beaucoup d'états, les ouvriers veillent en interposant devant leurs yeux un ballon de verre vert plein d'eau, en sorte que la lumière tamisée ne laisse pas pénétrer les rayons rouges, jaunes, orangés, qui éblouissent et fatiguent l'œil. De là aussi l'emploi des conserves vertes ou noires ou bleues. Dans les régions vertes et surtout bleues du spectre, l'élévation du thermomètre est à peine sensible.

— Mais abordons une autre partie essentielle de cet *avant-propos*. Depuis les travaux de Newton sur les couleurs, si heureusement repris dans notre siècle par M. Chevreul (1), on a nommé *couleurs complémentaires*

(1) Qu'il me soit permis d'emprunter, par curiosité, à l'une des *causeries* de M. Alex. Dumas, l'anecdote suivante relative aux couleurs complémentaires. *Si non e vero, e bene trovato.*

« Delacroix racontait que c'était en peignant Marino Faliero qu'il avait trouvé sa théorie des couleurs. Il lui fallait, pour son doge décapité et pour ses sénateurs, des manteaux d'or, et il avait inutilement employé les jaunes les plus éclatants, les manteaux étaient restés ternes. Il résolut alors d'aller au Louvre étudier les Rubens pour essayer de ravir à cet autre Titan le feu du ciel; il chargea alors Jenny, sa camérière, d'aller lui chercher un cabriolet. Delacroix descendit rapidement son escalier, et, toujours avare du temps, courut au véhicule demandé par lui.

« Je ne sais si, parmi les personnes qui m'écoutent, quelques-unes se rappellent avoir vu, à cette époque, des cabriolets *jaune-serin*, c'est-à-dire du jaune le plus farouche qui se puisse voir. Delacroix s'arrêta court devant la caisse de son cabriolet; c'était un jaune comme celui-là qu'il lui fallait; mais dans la position où était placée la voiture, qui lui donnait ce ton éclatant? Ce n'était pas le ton lui-même, c'étaient les ombres qui le faisaient ressortir. Or ces ombres étaient violettes. Delacroix n'avait plus besoin d'aller au Louvre, il paya le cabriolet et remonta chez lui ; il tenait son effet. De ce jour il traça sur la muraille

celles qui, réunies deux à deux, forment du blanc ou, dans beaucoup de conditions, du noir. Le rouge violacé est complémentaire du vert, le violet du jaune, l'orange du bleu. Une couleur a toujours sa complémentaire, car n'étant pas blanche il lui manque quelques-uns des rayons du spectre pour constituer de la lumière blanche.

Le tableau suivant donne un certain nombre de couleurs avec leurs complémentaires en regard, telles que les indiquent par exemple les phénomènes de polarisation :

Rouge ordinaire	bleu verdâtre	Bleu	orangé rouge
Rouge extrême du spectre	vert obscur	Indigo	orangé jaune
Orangé	bleu	Violet	jaune verdâtre
Rouge-cerise	vert	Violet-violet (ou violet pourpre)	jaune pur ou citron
Jaune	indigo	Noir de Chine	blanc
Vert	violet rougeâtre	Blanc	noir de Chine

Deux complémentaires constituent en général du blanc par leur superposition, de même que, séparées d'un faisceau lumineux blanc par le prisme, puis réunies par une lentille biconvexe ou verre grossissant, toutes les couleurs du spectre reforment du blanc. Mais on observe souvent le contraire en teinture; dans les applications de particules colorées, elles peuvent donner du noir : ainsi, pour teindre en noir une étoffe violette,

un double triangle : le premier, celui qui était superposé à l'autre, portait à ses trois angles le nom des trois couleurs primitives : jaune, rouge et bleu ; le second triangle, celui qui était dessous, portait à chacun de ses angles le nom des couleurs secondaires : orangé, vert et violet, se composant du mélange des deux couleurs primitives. Il découvrit donc, plusieurs années avant M. Chevreul, la loi du contraste simultané des couleurs. » Cette conclusion est fausse d'ailleurs ; il s'agit là de couleurs mélangées et complémentaires, non pas de contraste, deux phénomènes qu'on confond trop souvent encore.

il suffit d'y ajouter du jaune. De même, dans les cercles chromatiques dont nous parlerons plus loin, deux couleurs placées aux extrémités d'un même diamètre (rouge et vert, par exemple), peuvent, puisqu'elles sont complémentaires, former du noir en se réunissant. Du fait de la neutralisation en blanc des complémentaires surajoutées résulte, au contraire, l'explication du phénomène suivant : on bleuit le linge pour faire disparaître la teinte rousse qui persiste après le lavage ; c'est apporter un léger ton de couleur complémentaire pour faire illusion à l'œil, car si ce linge bleu paraît plus blanc, c'est en raison seulement des ombres produites par le bleu, ce qui devient très-sensible lorsqu'on l'expose au-dessus d'une surface parfaitement blanche, de la neige par exemple. M. Trescat, ancien élève de l'École polytechnique, a fait une heureuse application de cette théorie au blanchiment des bougies stéariques, ce qui lui a valu la médaille d'argent à l'Exposition de 1839.

A propos des couleurs complémentaires, il faut ainsi distinguer deux cas. L'objet coloré est-il opaque, insusceptible de réfléchir, capable au contraire d'absorber les rayons? alors, si sa couleur est rouge, en prenant du vert, il paraîtra plus foncé, plus ombré, parce que, sous ces conditions, des couleurs matériellement complémentaires donnent du noir par leur mélange. Est-il transparent, coloré par réflexion ou par transmission de la lumière, le rouge, au lieu de sembler sombre, sera éclairci, les rayons colorés complémentaires produisant dans ce cas du blanc par leur fusion.

Nous aurons souvent besoin de ces notions pour l'étude de l'achromatopsie : à l'aspect d'une couleur, un daltonien pourra voir la complémentaire ; ainsi le vert lui semblera rouge.—Mais reconnaissons dès l'abord qu'elles ne trouvent généralement pas application dans la manière dont l'œil normal perçoit la nature à travers les conserves colorées. Celles-ci ne sont pas assez épaisses pour éteindre les couleurs ou déterminer les complémentaires, comme le font les verres réellement monochromatiques, ceux par exemple qu'on emploie pour certaines expériences de polarisation, et qui donneront du noir si l'on superpose une lunette verte à une rouge. La lumière paraît seulement moins intense, et en outre elle est plus ou moins colorée, surtout quand l'œil n'est pas encore habitué à ce nouveau milieu. Regardez à travers une bouteille ou bien servez-vous de ces conserves noires qu'on prescrit souvent aux vues faibles pour les protéger de la réverbération d'un soleil trop ardent, d'une neige ou d'un fond crayeux trop uniformes, des conserves qu'emploient, par exemple, les mécaniciens du chemin de fer : le blanc, comme toute autre couleur, vous semblera simplement un peu enfumé. Les lunettes vertes laisseront les couleurs uniquement voilées d'un peu de vert. Les verres bleus pourront toutefois montrer le jaune un peu verdâtre, car le vert est une couleur composée de bleu et de jaune ; le rouge sera un peu violacé; le reste paraîtra sombre ou bleuâtre. — D'ailleurs ces verres bleus ou verts fatiguent bien plus que les noirs, et l'œil s'y habitue si bien qu'il supporte mal d'autres conserves. —A travers les lunettes vertes ou bleues, « la campagne paraît terne comme si le ciel était à demi-couvert, et, quand on chemine au grand soleil, l'illusion est telle que vous penseriez être à l'ombre et avoir moins chaud. Au théâtre, l'effet des mêmes verres est de faire paraître la salle éclairée par une sorte de clair de lune. » Le correspondant de l'Académie des sciences, d'Hombres-Firmas, à qui nous empruntons ces citations (1), portait d'ailleurs des lunettes assez monochromatiques sans doute pour faire paraître en brun les objets rouges, par action complémentaire. Il ajoute qu'un jour de grandes illuminations, à Rome, on avait embrasé, à l'entrée des principaux palais, des barils de goudron : toutes les personnes qui passaient devant ces feux lui semblaient, sous ses lunettes bleues, d'une pâleur hideuse. Un individu portait un gilet rouge, lequel devenait brun à cette clarté ; il en était de même des revers et de la doublure de l'uniforme des officiers.

Si les couleurs peuvent, par action complémentaire, se réunir l'une à l'autre pour former du blanc ou du noir, en outre chacune isolément projette (2)

(1) *Comptes rendus de l'Académie des Sciences*, 1849.

(2) En fait, ce n'est pas la couleur qui projette; ce n'est pas non plus, dans le contraste simultané, une couleur qui influence sa voisine : la matière de la couleur n'éprouve aucun changement. L'influence qu'on attribue aux couleurs se passe uniquement en nous. Ici donc le langage est figuré et de convention; il peut induire en erreur un esprit non prévenu, comme les termes « *le soleil se lève, se couche,* » etc. L'influence réciproque des couleurs est un acte tout organoleptique. Les propriétés physiques et chimiques proprement dites, existent dans le corps indépendamment de l'observateur, qu'il ait les yeux ouverts ou fermés, qu'il fasse jour ou nuit ; au contraire, les propriétés organoleptiques, comme la saveur et l'odeur, résultent de notre seul jugement. L'influence de la couleur n'est pas dans le corps, elle est en nous ; elle n'est pas objective, mais subjective. M. Chevreul va plus loin et veut que toutes les couleurs dépendent de nous. Mais, en vérité, et c'est là un fait important pour l'appréciation diagnostique de l'achromatopsie, on ne saurait nier qu'en dehors du jugement que nous portons, du fait d'individualité, de subjectivité, la couleur ne rentrât dans le domaine de la physique, étant mesurable, en effet, par les longueurs d'onde. La couleur est objective, la perceptivité seule en est subjective. C'est là d'ailleurs, il faut l'avouer, une question aussi importante que délicate, sans solution certaine encore, à notre point de vue. M. Chevreul à qui nous avons soumis nos doutes, ne veut voir dans la couleur qu'un fait subjectif, comme il l'a exposé dans sa *Réponse à M. Plateau*. Pour lui, il n'y a dans la couleur qu'une sensation ; la couleur

autour d'elle une teinte différente qui est précisément encore sa *couleur complémentaire* : c'est le phénomène du *contraste*. Le rouge envoie du vert aux objets avoisinants, et le vert diffuse du rouge ; le bleu distribue de l'orangé, et l'orangé du bleu ; le jaune répand du violet, et le violet du jaune. Placez-vous dans une chambre dont les rideaux, en damas rouge, soient fermés ; vous les verrez d'abord projeter sur le parquet et le plafond une ombre verte. Sur le globe de la pendule, ils donneront une image et rouge et verte ; un objet, regardé à travers une carafe, sera verdâtre ; le feu d'une cigarette paraîtra d'un jaune très-blanc, etc. Dans la même chambre, regardez des statues, elles sont rouges : ouvrez la porte pour qu'il entre de la lumière blanche, les ombres deviendront vertes.

Les couleurs, quand on les place les unes près des autres, au lieu de les prendre isolément, produisent les phénomènes curieux du *contraste simultané*, en vertu desquels, à chacune d'elles, s'ajoute la couleur complémentaire de l'autre. Ces phénomènes, si bien élucidés

n'est pas dans l'objet, pas plus, dit-il, que le son n'existe en dehors de nous ; mais le son, répondrons-nous, peut se mesurer par ses vibrations, pour un sourd même, et à ce prix nous le considérons aussi objectif que la couleur appréciée, dans le spectre, par ses raies obscures (p. 29). — Pour démontrer ce qu'il faut entendre par le mot *contraste* et qu'il s'agit toujours de phénomènes psychologiques que nous rapportons arbitrairement aux divers corps, M. Chevreul a fait construire, en 1847, par M. Delicourt, un *Album du contraste simultané*. C'est une série de grandes feuilles de papier de diverses couleurs, sur chacune desquelles est disposée une lame découpée d'un même métal, le platine. Si l'on regarde celle-ci sous un angle d'environ 20°, de façon qu'il y ait réflexion spéculaire, c'est-à-dire réflexion comme dans les miroirs plans, que le métal donne le maximum de réflexion régulière dont il est susceptible, il n'y a pas de contraste, on voit le platine se détacher en blanc. Actuellement, changez de position, en sorte qu'il vous arrive moins de lumière blanche : vous apercevrez le platine vert, si la feuille est rouge (*contraste simultané*). Sur un fond blanc, il sera noir ou gris. — La lumière de la lune est bleue près d'un bec de gaz. « Les

par M. Chevreul (1), sont importants à considérer pour notre sujet. Ils trouvent d'ailleurs aussi une application journalière dans la peinture, la teinture, la décoration des appartements ou des édifices publics (2), l'arrangement des fleurs dans un parterre, les plantations des massifs d'un parc. Pour les couleurs comme pour les hauteurs, tout est dénaturé par les contrastes simultanés; on croit les objets autrement qu'ils sont. Si l'association d'une quantité égale de noir et de blanc produit une teinte beaucoup plus foncée que la moyenne entre les deux principes constituants du mélange; de même le voisinage de deux couleurs les dénature assez pour que du noir placé près du blanc paraisse plus noir, et le blanc plus éclatant, plus blanc.

Il faut étudier le contraste simultané avec deux surfaces contiguës différentes de ton et de couleur. Sur une feuille de papier, juxtaposez deux bandes, l'une orangée, l'autre violette: la plus foncée semblera plus

lumières rouges, disait déjà Léonard de Vinci, produisent une ombre verte; celles qui proviennent du soleil couchant sont toujours azurées.» Mon savant collègue de la Société géologique, Fournet (de Lyon), a fait, en 1858, sur le phénomène des ombres colorées, de remarquables observations.

(1) Le P. Scherfer, en 1754, avait sainement apprécié le contraste successif. Puis, après Prieur de la Côte-d'Or, vint Hauy. Dans sa Physique, il se demande comment un papier blanc paraît vert sur un fond noir. Sa réponse, qu'il emprunte à Laplace, est erronnée; elle s'appuie sur la vieille théorie des émissions, dont Newton fut le plus brillant défenseur, et qui a fait place aujourd'hui à la doctrine des ondulationt ou de l'éther (p. 13).

(2) Rideaux, siéges, lambrequins, tous les objets jouant un rôle important dans le grand ameublement, disposition des prismes d'une mosaïque, des vitraux d'une église, — tout cela exige la connaissance des effets du contraste simultané. Les effets optiques des étoffes de soie et des tapisseries reposent, et sur les données du contraste et sur le principe du mélange des couleurs, et sur les effets de réflexion par des cylindres cannelés perpendiculairement à l'axe (Chevreul). Il est impossible, dans un tapis, d'avoir une couleur continue comme dans une peinture; la disposition de la chaîne et de la trame rend le blanc de ces fils cylindriques plus gris, le noir plus blanc.

foncée qu'elle l'est (*contraste du ton*), et les couleurs s'éloigneront l'une de l'autre (*contraste de couleur*), l'orangé paraissant plus jaune, le violet plus bleu. Les deux couleurs en contact perdent ce qu'elles ont de semblable : chacune ajoute sa complémentaire à sa voisine. Ainsi encore, le blanc rehausse le ton des couleurs, le noir l'abaisse : tous deux se teignent par la complémentaire de la couleur qu'ils modifient, à condition, du moins, que le blanc soit un peu dans l'ombre, le noir, au contraire, étant suffisamment éclairé. Dans toutes ces expériences du contraste, il ne faut pas que la lumière blanche soit trop vive, car alors elle empêche les complémentaires de se manifester.

Il était indispensable de rappeler ces phénomènes de contraste, essentiellement physiologique et qu'il faudrait bien se garder de confondre avec les apparitions morbides dont nous aurons à parler à propos du diagnostic.

M. Chevreul nomme *contraste de ton* la modification portant sur l'intensité de la couleur (un bleu-clair et un bleu-foncé l'un près de l'autre). Si les couleurs ne sont pas de même ton, celle qui est foncée paraît plus foncée, celle qui est plus claire semble plus claire ; la première perd de la lumière blanche, la seconde en réfléchit davantage. Le *contraste de couleur* consiste dans les changements intéressant la composition optique de chaque couleur juxtaposée (une rose ou une cerise se détache merveilleusement sur le vert du feuillage, par *harmonie de contraste* des couleurs, expression antithésique fort juste d'ailleurs). Ainsi la rétine, en voyant simultanément deux couleurs juxtaposées, éprouve deux sensations spéciales, l'une relative à la hauteur des tons, l'autre quant à la nature physique de ces couleurs. Le rouge à côté du jaune tire sur le violet, et le jaune sur le vert ; le rouge près du bleu vire au jaune, et ce dernier au vert. Dans l'assortiment des pierres en joaillerie, un rubis s'embellit par son contact avec une topaze; il s'éloigne du rouge pour marcher vers le bleu, et la topaze prend du bleu en s'éloignant du rouge, alors que, si elle s'en approchait, elle deviendrait orangée d'après le principe des couleurs composées. Dans tous les cas, du reste, la modification des couleurs et des tons va s'affaiblissant à partir de la ligne de juxtaposition.

Le contraste des couleurs est dû, au point de vue physiologique (1), à des perceptions successives ou simultanées de la rétine, et l'on peut distinguer le *contraste successif*, le *simultané*, — dont nous avons plus spécialement parlé et que M. Chevreul a si bien décrit, dès 1828, à l'Académie des sciences, en étudiant les écheveaux colorés des Gobelins placés les uns près des autres, — enfin le *mixte*. S'il s'agit du contraste successif, l'œil, après avoir regardé quelque temps un ou plusieurs objets colorés, ne peut fixer une surface grise sans tendre à voir encore ces objets, mais nuancés d'une teinte complémentaire. Contemplez assez longtemps une étoffe orangée, et vous serez disposé à voir bleu. Le rouge provoque la perception du vert, le jaune celle du violet, et *vice versa* (2). Il se passe ici d'ailleurs un phénomène distinct de celui des *images accidentelles* dont nous parlerons à propos du diagnostic, bien qu'avec Hauy, plus d'un auteur ait confondu ces deux actions. — Dans le contraste simultané, l'œil, embrassant à la fois deux couleurs contiguës, les croit aussi dissemblables que possible *quant à leur composition optique et quant à la hauteur du ton*. Telle est la formule qui représente ce qu'on nomme *la loi du con-*

(1) M. Robin, *Dictionnaire de Nysten*, p. 348, 1864, donne un excellent résumé de ces phénomènes si curieux du contraste.

(2) Le vert n'est-il pas réputé couleur de l'*espérance*, parce qu'il dispose l'œil à voir en rose?

traste simultané des couleurs, découverte et développée par M. Chevreul (1). D'après cette règle, on voit que deux objets placés l'un à côté de l'autre paraissent, par la comparaison, plus différents qu'ils le sont réellement, comme le montre ensuite l'examen de chacun fait isolément de manière que les deux images ne tombent pas simultanément sur la rétine. Pour M. Chevreul, ce phénomène n'est pas dû à une fatigue de la rétine ; c'est une action toute spéciale et dont la découverte est entièrement le résultat de l'expérience.

Dans le contraste *mixte* enfin, l'œil qui, après avoir fixé pendant un temps donné une certaine couleur, a pris une aptitude à voir consécutivement la couleur complémentaire (contraste successif) — éprouve si en cet instant un objet extérieur vient à lui offrir quelque couleur nouvelle, une sensation qui est la résultante de cette dernière teinte et de la complémentaire de la première. Fermez l'œil droit, regardez de l'autre une tenture verte, puis un objet que votre œil droit verrait bleu, il paraîtra violet; contemplez un rideau jaune, puis un autre corps, vous le verrez vert.

Nous avons exposé les faits dans toute leur simplicité : il y aurait bien des détails à ajouter. Ainsi le pro-

(1) Ce n'est pas une loi, car les conditions dans lesquelles M. Chevreul se place sont subjectives ; c'est une règle qui deviendrait loi si nous savions la justifier avec des instruments d'optique et non avec l'œil. On ne connaît pas encore d'exception à cette règle. L'illustre physicien Plateau, auteur de travaux sur la vision et la persistance des impressions sur la rétine, aujourd'hui aveugle, avait cru relever une expérience opposée. Il prenait deux bandes étroites, colorées, et, se mettant à une certaine distance, les voyait confondues en une seule couleur. Mais M. Chevreul, dans sa *Réponse à M. Plateau*, a montré que, pour l'étude du contraste, il faut adopter de grandes surfaces et se placer à la distance de la vision distincte ; autrement au phénomène du contraste, qui exige des couleurs bien distinctes, on substitue celui des couleurs composées, binaires, mélangées.

fesseur Brücke (1) remarque que, si les couleurs *subjectives* suscitées par le contraste sont le plus souvent complémentaires, cette règle est sujette à bon nombre d'exceptions apparentes, et les cercles chromatiques, disposés selon les contrastes, ne répondraient pas à tous les faits constatés par les observations directes. Chaque couleur aurait non-seulement sa complémentaire, mais toute une série de couleurs susceptibles de dériver l'une de l'autre par l'addition ou la soustraction du blanc, couleurs différant entre elles autant par leur *degré de saturation* que par leur *nuance*. Aubert a déjà constaté qu'au chromatrope le bleu avec le blanc paraît violet, que l'orangé avec le blanc montre une teinte rouge. Chaque fois que, sur la rétine, le bleu, le jaune ou l'orangé se trouvent mélangés de blanc, la couleur résultante affecte toujours une teinte rougeâtre; la lumière du jour, blanche ou diffuse, a cette même teinte, et si nous ne l'apercevons pas c'est qu'elle s'est identifiée par l'habitude à l'état normal de nos nerfs visuels. Vus au gaz, le rouge et le vert participeront dans une certaine mesure à la nuance jaune propre à cette lumière. Ces circonstances pourraient, dit l'auteur, servir à expliquer les différences observées entre les couleurs complémentaires et celles de contraste, à expliquer par exemple pourquoi le jaune a produit du bleu comme couleur complémentaire, alors que la couleur contrastante de ce même jaune se trouve être le violet. Nous aurons occasion, plus loin, de montrer combien les nuances des fleurs, des étoffes, des tableaux sont autrement vues à la lumière du jour et aux lumières artificielles.

— Il nous est enfin à peine utile de rappeler que, si l'on

(1) *Académie impér. des Sciences de Vienne*, 27 avril 1865.

regarde le spectre *solaire* avec un verre grossissant, on le voit divisé en une foule de petites bandes obscures dites *raies du spectre*, très-déliées, invariables, inégalement distantes et larges, dirigées perpendiculairement à la longueur de l'image, et dont les huit principales sont appelées raies de Fraünhofer, du nom du physicien qui les étudia le premier en 1815. Ce sont précisément ces raies dont l'étude comparative a permis à MM. Bunsen et Kirchoff de découvrir de nouveaux métaux, d'inventer un nouveau procédé d'analyse dit *opto-chimique*, enfin de donner, sur la constitution du soleil et des étoiles, des aperçus dont on a peut-être exagéré la précision, en ne tenant pas assez compte de l'influence de l'atmosphère terrestre. Nous verrons de quelle utilité ces raies pourraient être pour le diagnostic différentiel.

— Ces préliminaires indispensables une fois énoncés, nous pouvons entrer plus directement en matière et rappeler combien la membrane nerveuse ou sensitive de notre œil, la *rétine*, peut apprécier d'une manière différente chez divers sujets à vision d'ailleurs normale, certaines couleurs du spectre solaire ou leurs dérivés.

L'œil sain perçoit non-seulement les couleurs du spectre, mais aussi toutes les nuances qui les fondent et les marient harmonieusement. Avec de l'habitude, de l'éducation, on parvient à saisir des différences de tons inappréciables pour beaucoup de vues des plus parfaites. Ici effectivement, comme pour l'ouïe, la répétition sur la rétine des ébranlements produits par les rayons colorés, loin d'émousser la sensibilité, augmente la délicatesse du sens. Ainsi on aurait compté jusqu'à dix-huit mille nuances dans les peintures du Vatican.

Cependant, sans pêcher par la vision, chacun ne saurait estimer autant de différences. La minorité certainement des individus est apte à reconnaître les nuances délicates et les tons comme le font les peintres, les coloristes, les femmes ayant travaillé de longues années dans la broderie. C'est là précisément ce qui nous rendra difficile la délimitation entre les yeux normaux et les yeux achromatopses. Il est évident que nous ne comptons guère en France d'œil plus exercé que celui de M. Chevreul. M. Chevreul est l'auteur des *cercles chromatiques* dont je veux dire un mot à l'occasion, car ils lui ont permis de créer la nomenclature scientifique des couleurs, et, dans certaines observations modernes d'achromatopsie, on les a employés pour établir le diagnostic différentiel, pour chercher les limites de perceptivité d'une teinte. Le savant chimiste de la manufacture des Gobelins compose un premier cercle de 72 couleurs équidistantes, suffisamment distinctes, d'après lui, pour qu'on puisse leur rapporter toutes les couleurs *franches* (1) c'est-à-dire dont les *clairs* ne sont pas rabattus. Le rouge pur est le point de départ, et l'on marche successivement vers le violet pour revenir au rouge. On dira : rouge, 1er, 2e, 3e, 4e, 5e rouge ; rouge orangé, 1er, 2e, 3e, 4e, 5e, rouge-orangé, etc. (voyez note de la page 7). Puis, à côté de ce cercle type, exécuté en laine aux Gobelins, M. Chevreul en construit neuf autres, montrant successivement *chacune* des 72 couleurs avec 20 tons dans leur passage indéfini du blanc au noir. Elles y sont rabattues à $\frac{1}{10}$, $\frac{2}{10}$, $\frac{3}{10}$.... $\frac{9}{10}$ de noir. Dans le dernier, les 72 couleurs franches du premier cercle contiennent tellement de noir qu'il faut une grande attention à l'œil inexpérimenté pour les discer-

(1) Voyez *Exposé d'un moyen de définir et de nommer les couleurs*, par E. Chevreul, 1861, fig. 5 et 6, et 33e vol. des *Mém. de l'Acad. des sciences*.

ner. Comme exemple, prenons la *gamme* du bleu pur. Cette couleur sera au milieu ; d'un côté, on la verra prendre 1, 2, 3,... 10 de blanc, de l'autre 1, 2, 3,... 10 de noir. Nous aurons vingt parties égales de *teinte*, mais différentes de *ton* (ou d'*intensité*). Quand on dira 2e bleu, 15e ton, $\frac{7}{10}$, nous saurons qu'il s'agit du second bleu et du 15e ton de la gamme rabattue à $\frac{7}{10}$ de noir. — Ainsi dix cercles, dont un seul pour les couleurs franches : 72 couleurs, 720 types, enfin 20 tons pour chacune des 72 couleurs ou 1440 tons.

Ces cercles lumineux colorés, hiérarchisés en progression optique et artistique, offrent donc comme termes principaux les couleurs du spectre soit dans le cycle des couleurs claires, soit dans celui des obscures. Le *beau rouge-cerise* se trouve en regard du *beau vert* aux extrémités d'un même diamètre : en effet, ce *roi des rouges* et le beau vert sont complémentaires, comme l'indique le tableau donné plus haut; leur opposition est regardée comme heureuse et de bon goût : or le goût est précieux pour permettre à l'homme de se diriger dans les arts.

Des sept couleurs spectrales, six seulement peuvent s'associer deux à deux en alliance indissoluble; la septième demeure dans l'ombre. En d'autres termes, un faisceau sur sept doit rester sans complémentaire. Tel est naturellement l'apanage des couleurs les plus sombres; elles n'ont pas assez de filets lumineux à projeter sur leurs adverses pour ramener la coloration à l'unité de la lumière blanche.

Dans ce courant circulaire et insensible des couleurs à travers l'échelle chromatique, l'assortiment, la pondération des éléments et des jets lumineux, est telle que ce que l'une des deux couleurs perd d'intensité en se portant vers les régions de la lumière, l'autre le gagne en allant vers les ombres et réciproquement. Ainsi le veut la règle des contrastes harmoniques.

Le P. Durand, de Bordeaux, a composé des tables de gradation avec 17 nuances au lieu de 72, ce qui simplifie singulièrement le système.

Quoi qu'il en soit, les termes principaux de tous les cercles chromatiques constituent des *gammes de tons*, et chaque gamme, comme pour les sons, peut prendre, d'un commun accord, indifféremment pour point de départ telle ou telle de ses notes. Voilà donc l'*harmonie* des couleurs assimilable à celle des sons. Nous avons eu déjà et nous aurons souvent occasion, dans la suite de cette thèse, d'étudier comparativement la vue et l'ouïe : je renvoie par exemple au paragraphe consacré au diagnostic. — Le son comme la lumière résulte des vibrations, ainsi que le pensait déjà Huyghens en 1690 ; un atôme envoyant ses pulsations à travers l'éther infini ressemble, dit Tyndall, à un diapason dont l'air transporte au loin le mouvement. A cela près que les ondes sonores émises par un corps en vibration s'étendent dans l'air directement, les lumineuses et les calorifiques dans un milieu plus ténu, l'hypothétique éther, — les phénomènes de propagation, de réflexion, de réfraction, suivent les mêmes lois en acoustique, en optique et en chaleur. Un son quelconque peut se décomposer en un certain nombre d'éléments, comme un faisceau lumineux se résout en radiations indécomposables. Dans certains cas (expériences de Grimaldi, de Fresnel, d'Arago), la lumière ajoutée à la lumière produit de l'obscurité, comme le bruit superposé au bruit peut déterminer du silence. — Mais on est allé plus loin : le P. Durand, dans ses *Harmonies compa-*

rées, a cherché à établir une confraternité intime des sons et des couleurs (1). Je ne puis le suivre en détail sans sortir de mon sujet plus que je le fais déjà, alors surtout que je suis loin de partager entièrement cette assimilation des couleurs à la *mélodie* musicale, qui me rappelle le fameux *clavecin oculaire* du P. Castel. Un mot seulement :

Dans un cercle donné, le P. Durand pose les couleurs à la périphérie, entre deux circonférences concentriques, laissant en blanc le reste de la superficie, où rayonnent les nuances de divers ordres. D'autre part, comme Newton, il figure par une radiation semblable les articulations les plus petites de la marche régulière du son dans une octave ; avec Newton encore, il superpose le courant circulaire du son au courant lumineux et circulaire des couleurs. Voilà donc la couleur et le son renfermés dans une mesure commune, unis harmonieusement comme autrefois quand ils charmaient les sens du chantre *del Paradiso*. Mais y a-t-il identité ? Le beau rouge-cerise étant placé vis-à-vis le beau vert aux deux extrémités d'un même diamètre, le P. Durand appelle l'un *ut*, l'autre *fa*. Parti de ce principe, il établit ingénieusement qu'il existe entre les sons des contrastes harmoniques et des complémentaires comme entre les couleurs.

(1) Bacon et bien d'autres avaient démontré déjà que l'harmonie des couleurs s'accorde avec la mélodie de la gamme. G. B. Allen (*The musical World*) a insisté sur l'analogie entre les couleurs et l'échelle musicale. Voici comment Field, dans sa Chromatique, dispose l'échelle :

bleu,	pourpre,	rouge,	orangé,	jaune,	vert.
do,	*ré*,	*mi*,	*fa*,	*sol*,	*la*.

Comme les trois couleurs mères (bleu, rouge, jaune), combinées ou opposées, produisent la plus parfaite harmonie, ainsi font les sons de

Mais je renonce à me lancer dans les notations musicales et je reviens à la perceptivité des couleurs par l'œil normal. Évidemment, disais-je, chacun n'est pas apte, faute d'éducation surtout et de goût, à saisir toutes les dégradations senties avec tant de délicatesse par M. Chevreul, et, ajouterais-je, par le P. Durand. Nous constatons donc déjà des différences individuelles, pour ainsi dire nécessaires, dans l'impressionnabilité aux couleurs, et il est inutile de rappeler combien d'inégalités fonctionnelles de toute sorte les oculistes ou les physiologistes sont obligés de constater dans les yeux les plus normaux. L'examen de tous les sens nous fournirait des exemples semblables. Ainsi l'oreille, cet autre appareil de précision, source cependant de jouissances moins délicates et moins diversifiées, n'embrasse, on le sait, qu'un peu plus que douze octaves et demi (1). Si un corps produit moins de 16 vibrations à la seconde (d'après Despretz; 7 à 8, selon Savart), le son correspondant sera, dit-on, peut-être perceptible à d'autres créatures que l'homme, mais il est trop grave pour que celui-ci puisse en être impressionné. Atteignons-nous la limite extrême? Quand les vibrations dépasseront 80000 (d'après Helmholtz) dans l'unité de temps (Savart disait 24000; Despretz, 36850), l'acuité du son deviendra trop grande pour

l'accord parfait *do mi sol*. Le métrochrome montre, dans le blanc pur, huit nuances de bleu, cinq de rouge, trois de rouge, etc.; le monocorde indique que huit parties d'une corde donnent le *do*, cinq le *mi*, trois le *sol*, etc. Dans une de ses conférences à Zurich, M. Clausius (*Revue des cours scient.*, 20 janv. 1866) prend comme son fondamental le rouge extrême, le jaune tombe un peu en deça de la tierce mineure, le vert répond à la tierce majeure, le rouge à la quarte, le violet à la quinte, le violet extrême, qu'on aperçoit encore nettement, à la sixte majeure.

(1) Les sons employés en musique occupent à peu près neuf octaves; leur hauteur varie de 16 à 3480 vibrations par seconde, de l'ut_2 (l'ut_1, le plus grave de la basse, correspond à 65,25 vibrations) au la_6.

agir sur notre nerf acoustique. Toutefois, ici encore, ce terme des sons appréciables varie non-seulement avec l'intensité, mais de sujet à sujet, comme l'ont montré Wollaston et Chaldni, en sorte que les bruits les plus aigus, les cris stridents des sauterelles si vous voulez, seront entendus par quelques personnes et non par d'autres. La limite imposée à la faculté auditrice existe d'ailleurs aussi bien pour la distinction des sons limitrophes que dans les sons considérablement élevés ou graves. Une oreille bien dressée à la musique perçoit sans fatigue la différence de 1/400e dans le nombre des vibrations et distingue au moins une des premières harmoniques d'un son musical, jusqu'à la 9e même ; le célèbre Rameau aurait observé (chiffre bien surprenant) la 12e et la 17e harmonique dans la voix humaine, et le sens expérimenté d'un violoniste en arrive à porter un jugement sur une différence de $\frac{1}{1200}$e. Le physicien A. Seebeck avait deux diapasons dont le nombre des vibrations avait été scientifiquement déterminé ; pendant que l'un d'eux donnait 1200 vibrations, l'autre en faisait 1201 : cet intervalle exprimé en langage musical comporte 1/15e de comma. Or il distinguait lui-même l'un de ces sons de l'autre, et deux musiciens auxquels il les fit entendre n'hésitèrent pas non plus à indiquer lequel des deux était plus aigu. Tel est du moins le fait consigné dans les auteurs ; il ne laisse pas que de nous surprendre, car, au moins en prenant deux notes de suite, il faut être déjà bien exercé pour saisir un comma, c'est-à-dire le quart d'un demi-ton.

Poussons plus loin dans ces différences physiologiques et normales, nous allons entrer dans le domaine de la physiologie pathologique. Nous trouverons des individus n'appréciant plus, je ne dis pas les nuances délicates, mais l'une ou l'autre des couleurs fondamentales, tel ou tel des sons fondamentaux. Nous en rencontrerons même pour qui n'existe aucune couleur, aucune note musicale : ce sont les aveugles en couleur, ce sont les sourds. Nous observerons là une catégorie intéressante de troubles de la vision, de troubles ne portant pas, il est vrai, sur la réalité même des objets, ne faisant pas voir des choses qui n'existent pas (hallucinations, bévues), mais intéressant l'exactitude et la précision avec lesquelles les corps sont perçus quant à leur coloration.

DE L'ACHROMATOPSIE

OU CÉCITÉ DES COULEURS OU DALTONISME

Nous désignons sous ce mot une anomalie du sens de la vue, congénitale, permanente et jusqu'ici incurable, sans trouble apprécié de la part des réfractions oculaires, sans lésion reconnue à l'ophthalmoscope ni à l'examen nécroscopique avec le microscope, consistant en une inaptitude totale ou partielle à ressentir l'impression des couleurs, et par suite à les distinguer l'une de l'autre.

Nous insistons sur le mot *congénital* et sur l'absence des lésions matérielles, car nous ne reconnaissons pas comme achromatopsie proprement dite les cas de perte des couleurs accidentels, acquis, temporaires, symptomatiques, avec désordres ophthalmoscopiques, dont nous aurons d'ailleurs à parler à propos du diagnostic. Ils appartiennent à la pathologie; l'achromatopsie vraie est presque, elle, du domaine de la physiologie.

Historique. La science a enregistré un nombre de faits assez important pour que nous puissions esquisser aujourd'hui ces anomalies étranges, d'après lesquelles le monde extérieur, sur lequel nos regards se promènent sans cesse, n'a pas pour chacun la même apparence. Évidemment remarquée de tout temps, cette curieuse altération ou cette perte de la propriété de distinguer les nuances diverses du spectre, n'a été, ce semble, décrite sérieusement que depuis Huddart (1777, *Transact. philos. de Londres*), et surtout depuis Dalton, le savant physicien anglais, qui en était du reste atteint. En 1798, il fit part à la Société littéraire et scientifique de Manchester des impressions qu'il ressentait, impressions concordant avec les récits recueillis depuis par d'autres individus. Fait curieux, cette étrange *cécité des couleurs (colour blindness)*, comme disent nos voisins d'outre-Manche, s'est fréquemment rencontrée chez des physiciens et chez des médecins. C'est là une circonstance heureuse d'ailleurs pour l'établissement des symptômes de cette anomalie visuelle; car c'est toujours une bonne fortune pour la science quand un savant, un médecin surtout, nous fait la confidence des sensations morbides qu'il éprouve à propos d'une maladie encore peu connue, complétant ainsi, par une sorte d'autonosographie, ce que les renseignements relevés près des autres offrent presque toujours d'incomplet et d'inexact, surtout pour les phénomènes d'ordre subjectif.

Après Dalton, citons, comme s'étant occupés de cet intéressant sujet : Butler, Wardrop, Herschel, Wittloch-Nicholl, Harvey, Georges Wilson, Sommer, David Brewster, Thompson de Glascow, Thomas Young, Mackenzie (tome II, p. 540, du *Traité pr. des mal. de l'œil* : une observation seulement), tous en Angleterre; Gœthe, Seebeck (1), Kelland, Hartmann, Dove, en Allemagne; Florent Cunier (2), Szokalski (3) qui a composé ses ex-

(1) *Ueber den bei manchen Personen vorkommenden Mangel an Farbensinn:* Annales de Poggendorf, t. LII, p. 177.

(2) *Annales d'oculistique.*

(3) *Essai sur les sensations des couleurs*, Bruxelles, 1840, et *Annales d'oculistique*, t. III.

cellents travaux avec M. Sichel, dont il était alors le chef de clinique, les Drs Potton (1), Guéneau de Mussy (2), Noël (3), en France et en Belgique; d'Hombres-Firmas, Wartmann, P. Prévost, en Suisse. C'est à ces diverses sources que nous puiserons.

Nous pourrions nous étendre sur cette bibliographie, au sujet de laquelle nous avons consulté fructueusement le chapitre consacré à la cécité des couleurs dans la physiologie de la rétine (1865) du Dr Aubert, professeur de physiologie à Rostock, mais surtout la vaste mémoire et les notes de M. Sichel. On peut aussi mentionner une intéressante petite brochure du Dr G. Sous, de Bordeaux (1865), intitulée *du Daltonisme*, mais qu'il n'est pas aisé de se procurer (4).

(1) *Archives d'ophthalmologie*, t. I, p. 158, et t. II, p. 137 (février et mars 1854).

(2) Thèse pour le doctorat, 1837, Paris.

(3) Thèse pour le doctorat, 1857, Paris, et *Courrier des sciences*, 1864.

(4) Pour compléter la bibliographie de l'achromatopsie, nous citerons encore, abstraction faite d'ailleurs de plusieurs mémoires que nous aurons à mentionner dans le cours de ce travail:

1777. Huddart, *Transactions philosophiques de Londres*, et 1798, Dalton (précités).

1815. *Archives de Meckel*, t. I, p. 188. — *Observ. de physiol. optique faite en 1814 par Sachs.*

Richter, vol. X, p. 382.

Journ. de Græfe et Walther, t. XVIII, p. 379. — *Chromatopseudopsie.*

— — p. 395-396.

1824. *Journ. de Graefe et Walther*, V bd., p. 19, *Ueber Chromatopseudopsie Oder*, etc., Sommer.

1829. *Ammon Journal*, 13.—Dr Coquhoun; et *Glasgow med. journ.*, vol. VII.

1837. Valentin, *Anatomie et physiologie*, p. 278.

Annales d'oculistique, t. I, p. 291. — *L'achromatopsie, l'achromatopseudopsie, l'anérythroblepsie : Note sur la persistance des impressions sur la rétine*, par M. Serres (d'Uzès).

Annales d'oculistique, t. I, p. 417. — *Observ. cur. d'une achromatopsie héréditaire depuis cinq générations*, par Cunier.

Ibidem, p. 488.

Synonymie. Après cet historique, arrêtons-nous un peu sur la *synonymie*. Les noms ne manquent pas pour désigner ce défaut dans la faculté de percevoir les couleurs, pouvant aller jusqu'à l'abolition complète, bien qu'elle atteigne rarement cette limite extrême. S'il n'y avait qu'affluence de synonymes, mais hélas! comme pour la

1839. *Annales d'oculistique*, t. II, p. 11. — *Essai sur les sensations des couleurs dans l'état physiol. et path.*, par Szokalski.
Annales d'oculistique, t. III. — *Chromatopseudopsie*, par Sommer.
Annales d'oculistique, t. III, p. 97 et 199. — *Des imperfections innées des sensations des couleurs*, par Szokalski.
Annales d'oculistique, t. XXXII, p. 36, Georges Wilson. — *Chromatopseudopsie*.
Andreæ, *Traité des mal. des yeux*, t. II. p. 352 (en allemand).

1843. *Lancette française*, n° 151. — *Aberration dans la sensation des couleurs*, par Boys de Loury. (Reproduit dans le *Bull. de thérap.*, t. XXV, p. 439; dans la *Revue médic.*, nov. 1843. etc.)

1846. *Archives d'anatomie*, p. 56. — *Sur le daltonisme ou dyschromat.*, par Wartmann.
— *Lancette française*, n° 118 (8 octobre). — *De l'inapt. à disc. les coul.* (extrait des journ. anglais).

1848 *Annales d'oculistique*, t. XX. — Découdé, *Dalt. dichrom. ou phénomènes d'achromatopsie.*

1849. *Annales d'oculistique*, t. XXI, p. 180. — Wartmann, *Dyschrom. temporaire.*
— *Presse médic. belge*, n° 18, p. 142. — Elie Wartmann, *Cas de dyscr. temporaire.*
— *Lancette française*, n° 71, p. 286. — Cutter, *Maladie oculaire produite par une décharge de l'électricité atmosphér.* (nous reproduisons cette observation). *Idem* avec notes dans *Gaz. hebdom.*, 1849, 16 juin, n° 24, p. 465, et *Gaz. médic.*, 1849, n° 33, p. 641.
Cornaz, *Hyperchromatopsie.*
Annales d'oculistique, t. XXII, p. 34 (observ. précitée de Cutter).
Annales d'oculistique, t. XXII, p. 70, — D'Hombres-Firmas, *Obs. d'achrom.*

1850. *Annales d'oculistique*, t. XXIII, p. 42. — Cornaz, *Dyschromatopsie.*
— *Annales d'oculistique*, t. XXIII, p. 127. — D'Hombres-Firmas, *Nouvelles observ. d'achrom.*

1851. *Annales d'oculistique*, t. XXV, p. 3. — Cornaz, *De l'hyperchromatopsie.*

1853. *Annales d'oculistique*, t. XXVI, 31 décemb., p. 285, et *Journ. de*

plupart des affections de la vue, ces noms, tirés en général du grec, sont plus bizarres encore, malgré leur apparence scientifique, que le mal dont ils doivent re-

Schmidt, 85, p. 340. — Georges Wilson, *Chromatopseudopsie, ses dangers et les moyens d'en éviter la fréquence.*

1854. *Archiv. génér. de médec.*, octobre, p. 482. — Wilson, *Statistique*, et nov., p. 617, Potton, *Daltonisme.*

— *Journ. de Prague*, t. XI, p. 91. — Eichmann, *Zwei Fælle v. achromat.*

— *Union médicale*, 8 avril, p. 174. — Potton, *Rech. sur le daltonisme.*

Journal de Schmidt, 85, p. 98 (très-détaillé).

Répert. d'optiq. moderne, par l'abbé Moigno, p. 622: *Du daltonisme ou de l'imperf. innée dans le sens des couleurs.*

1856. *Lancette française*, n° 119, p. 473. — Piorry, *Sur la migraine.*

Annales d'oculistique, t. XXXIV, p. 284. — Krieger, *Dyschromatopsie.*

1857. *Annales d'oculistique*, t. XXVI, p. 251. — Georges Wilson, *Chromatopsie.*

— *Gazette médicale*, n° 15, p, 244. — Edward Bronner, *Cas de daltonisme* (extrait du *Medical Times;* le mémoire, traduit de l'anglais par le Dr Pilate, existe dans les *Ann. d'oculistique*, t. XXXVII, p. 246, 1857).

— *Annales d'oculistique*, t. XXXVIII, p. 275. — Lembert (de Lyon), *Observ. de pseudochromie.*

— Weicher, *De nonnullis coloribus complementariis quæ singulis hominibus apparent.* Leipzig.

Clemens, *Farbenblindheit wæhrend der Schwangaschaft. Archiv für phys. Heilkunde*, n. F. XI, p. 41 ; *Cliniq. europ*, 59, n° 35, p. 280, *Anomalie de la perception des couleurs pendant la grossesse.*

Cliniq. europ., n° 18, p. 137, col. 2. — Trousseau, *Cas d'achrom.*

1860. *Union méd.*, n° 19. p. 302 ; *Gazette des hôp.*, p. 150, et *Annales d'oculistique*, t. XLIII, p. 185.—Clemens, *Cas de cécité pour les couleurs non congénitale.*

Journal de Schmidt, 103, p. 302.

Rose, *Ueber die Wirkung der wesentlichen Bestandtheile der Wurmblüthen.*

Cooper, *Near sight*, p. 160, sq.

1860. — *Archives de Graefe*, t. II, p. 72.— Rose, *Ueber Farbentauschungen.*

1862. *Union médic.*, n° 104, p. 435. — *Quelques observations sur la sensibilité de l'œil pour les couleurs.*

1863. Sous, *Adiaphanose translucide de la rétine*, Bordeaux (et *Espana medica*, 28 mai 1863, n° 391, p. 344).

1866. Schultzer, *Ueber den gelben Fleck der Retina... und auf Farbenblindheit*, Bonn.

présenter les symptômes. Voyons en effet quelques-uns de ces noms barbares, appartenant plutôt d'ailleurs à la science des livres qu'au langage ordinaire. Gœthe (1), croyant que la non-perception du bleu explique la confusion des couleurs, nomme cette imperfection *akianoblepsie* (α privatif, κυανος bleu, βλεψειν, voir); mais les yeux *akianopses* constituent un des cas seulement de l'achromatopsie. Il en est de même des termes *anérythroblepsie* (έρυθρος, rouge; βλεψις, vue) de Ruete. Wardrop (2) propose *coloured vision*, qui s'applique plutôt à la chroopsie ou vision colorée des objets incolores, affection dont nous parlerons à propos du diagnostic. Même remarque pour le mot *chromopsie*. Héling dit *achromatopsie* (α, χρῶμα, couleur, ὄπτεσθαι, voir), expression grecque composée signifiant autant que le *colour blindness* de Brewster (cécité des couleurs), plus courte, non moins euphonique et plus significative que *daltonisme*. Nous l'adopterons, concurremment avec le terme *daltonisme* qui est mieux connu; elle est encore adoptée par M. J.-P. Durand (de Gros) dans son *Essai de physiologie philosophique* (1866). En proposant *chromatopseudopsie* (χροματων ψεύδος ὄψις, vue fausse des couleurs), Sommer et Szokalski ne comprennent pas le cas où la notion des couleurs est complétement abolie. Aussi Ruete applique-t-il ce mot à ceux qui voient également le vert foncé et le rouge foncé. Taylor (3) dit encore *dyschromatopsie* (δύς, χρῶμα, ὄπτεσθαι, difficulté de percevoir les couleurs), titre préféré par M. Sous, qui le croit plus général qu'*achromatopsie;* mais, nous le justifierons à l'in-

(1) *Farbenlehre*, t. II, p. 105.
(2) *Essay on the morbid anatomie of the human eye.*
(3) *Scientific Memoir*, p. 158.

stant, cette dernière qualification nous semble ne pas caractériser seulement un cas particulier, l'absence totale de perception des couleurs. On trouvera également les expressions : *pseudochromie* (fausses couleurs), qui ne dit rien, *dyschrosie*, *chromatodysopsie*, *chromatométablepsie* (vue avec couleurs mauvaises), dont on ne comprend guère l'origine (μετα, avec, βλεψειν, voir), *parachromatisme*. Le mot *daltonisme*, imaginé par Prévost, est de beaucoup le plus répandu. Les Anglais nous ont reproché à son sujet une grande indélicatesse, parce qu'il rappelle ainsi l'infirmité personnelle d'une de leurs gloires nationales (1) ; mais, comme l'illustre physicien s'est montré sur ce point moins susceptible que ses compatriotes, et comme il n'a pas besoin qu'on immortalise son imperfection pour rester célèbre, l'euphémisme a fait passer outre, et nommer *daltoniques* ou *daltoniens* les sujets atteints de daltonisme. En fait, et bien que la nomenclature médicale ait consacré certaines affections (maladie de Bright, m. de Duchenne), sous le nom des auteurs qui, s'ils n'en étaient pas atteints, les ont les premiers décrites classiquement, — nous préférons au mot *daltonisme* le terme *achromatopsie*, ou bien une traduction du *colour blindness* des Anglais. Nous verrons que Dalton était loin de présenter le type de l'affection qui porte son nom. Nous pourrons conserver çà et là l'expression *daltonisme* en synonymie; elle est brève d'ailleurs et plus connue, mais il n'en est pas moins vrai que la désignation *cécité des couleurs* (en grec *achromatopsie ;* en allemand

(1) Wilson, dans sa *Biographie de Dalton*, écrit que, si cette façon d'immortaliser le nom des hommes illustres par leurs imperfections physiques passait en usage, il faudrait qualifier le bégaiement de *Démosthénisme*, la courbure de l'épine dorsale d'*Esopisme*, et la perte d'un bras de *Nelsonisme !*

Farbenblindheit) peut s'appliquer à toutes les variétés d'yeux daltoniens. Il y a seulement des degrés dans cette cécité comme dans l'amaurose ; un amblyope qui distingue encore quelques doigts placés devant sa figure n'en est pas moins frappé d'amblyopie ou amaurose commençante.

DIVISION DU SUJET.

Quelle classification établirons-nous pour nous guider au milieu des nombreuses observations d'achromatopsie que nous avons pu recueillir, observations souvent peu concordantes, au moins en apparence, ou trop légèrement prises, et dont nous ne citerons qu'un certain nombre? Deux grands groupes se présentent tout d'abord : chez les uns, l'insensibilité de l'œil pour les couleurs est complète, chez les autres elle est restreinte. Au premier ensemble de daltoniens s'appliqueraient spécialement et textuellement les mots *colour blindness*, *achromatopsie*, ce dernier pris dans ce sens par Helling et par Wartmann : malheureusement ces termes ont été donnés comme synonymes aussi de l'expression plus générale *daltonisme* ou dans un sens plus restreint encore (Jüngken). Il faut dire *achromatopsie complète* ou *totale*. M. Wartmann nomme avec Seebeck ce premier groupe où le blanc et le noir sont seuls perçus *daltonisme dichromatique*; mais le noir et le blanc ne sont pas des couleurs (page 8), et il vaudrait mieux, avec M. Sous, écrire *daltonisme achromatique*. S'il ne fallait craindre d'innover et de compliquer encore la synonymie par un mot aussi simple, on pourrait dire *incolorie* (*in* privatif, *color* couleur).

Au second groupe, que nous appellerions *paucicolorie*,

s'applique également la dénomination *chromatopseudopsie, daltonisme incomplet :* nous dirons encore *achromatopsie partielle.*

Ainsi : 1° les couleurs paraissent un simple mélange d'ombre et de lumière, oscillant entre le blanc et le noir ; pour le sujet, il n'existe que du blanc et du noir, ou leurs combinaisons ; 2° quelques couleurs du spectre sont inconnues du sujet (daltonisme polychromatique de M. Élie Wartmann).

Cette seconde catégorie nous paraît divisible à son tour en plusieurs variétés généralement assez tranchées, quoi qu'en disent MM. Desmarres, Follin, Sous. Ainsi le pensait Szokalski, dont la division, nous le verrons, diffère un peu de la nôtre. Les uns n'ont conscience que d'une ou deux des couleurs mères ; les autres les aperçoivent, mais jugent mal des mélanges, des couleurs composées ; et nous passons bientôt insensiblement à ce grand nombre d'individus pour qui les nuances légères restent imperceptibles, non-seulement à la lumière artificielle, mais en plein jour, abstraction faite, d'ailleurs, de l'inexpérience d'éducation.

Parmi les couleurs mères, le jaune est le dernier à s'éteindre ; un plus grand nombre de daltoniens ignorent ce qu'est le bleu ; le rouge est plus difficilement senti encore, ainsi que le vert.

Mais, dira-t-on, comment savez-vous si telle couleur nommée par le daltonien bleue, je suppose, est réellement bleue ? L'objection est raisonnable et la plupart des auteurs ont eu le tort de n'y pas songer, d'accepter trop facilement les dénominations données par les observés. Le criterium scientifique des réponses de ceux-ci serait le spectre ; il faudrait étaler devant eux un spectre solaire et voir jusqu'où ils y accusent du rouge, du jaune, etc. Nous reviendrons plus loin sur cet emploi du spectre.

Quoiqu'il en soit, dans l'état actuel des choses, nous aurons successivement à examiner : 1° les sujets ne voyant partout que noir ou blanc (incolorie); 2° ceux qui ne voient que le jaune (unicolorie); 3° ceux qui ne perçoivent que le jaune et le bleu (bicolorie); 4° ceux qui connaissent le jaune, le bleu et le rouge, mais sans savoir encore bien distinguer leurs mélanges; 5° le grand nombre de gens qui ne sauraient prendre le sentiment des nuances délicates, soit le soir, soit à la lumière solaire, et dont nous parlerons seulement à l'occasion.

Ici, s'agit-il encore d'achromatopsie ? La ligne de démarcation entre la vision normale et la vision pervertie est difficile à saisir : on ne sait trop où s'arrêter, on craint d'exagérer le nombre des daltoniens. Ce qui prouve encore que la nature procède graduellement (*natura non facit saltus*, Linné), c'est que nous rencontrons des gens percevant certaines couleurs dans un moment mais pas dans un autre, distinguant le rouge du bleu pendant le jour, mais non à des lumières artificielles insusceptibles d'altérer ces couleurs pour les vues normales, ou *vice versâ*.

Nous ferons remarquer, dès le commencement, que les yeux dont la rétine est ainsi muette ou infidèle pour les couleurs, ne sont d'ailleurs atteints d'aucune lésion concomitante dans leurs milieux. Ils perçoivent aussi nettement que possible la forme et la distance des objets. Beaucoup des sujets atteints de cette imperfection visuelle dessinent même assez bien, au point que leur vice optique n'est flagrant qu'au jour où ils veulent s'adonner au coloris; ils s'y essayent d'ailleurs souvent, comme nous le verrons, cherchant pour ainsi dire à s'accorder un plaisir que la nature leur refuse. De même beaucoup d'entre eux se font tailleurs, relieurs, teinturiers, et commettent chaque jour des bévues rendant leurs prétentions ridicules. Au reste, la plupart ont la faiblesse de chercher à cacher le défaut de leur vue, comme les sourds qui crient bien haut à la nondureté de leur ouïe, amour-propre déplacé, parce qu'il ne tarde jamais à désabuser autrui. — Ainsi, à la perception des couleurs près, les daltoniens ont bonne santé, *bon pied, bon œil*, selon l'adage vulgaire, et, n'étaient les méprises auxquelles ils semblent s'exposer presque tous à dessein, vous les prendriez pour les plus mauvais clients de la médecine. Ils le sont, du reste, puisque l'achromatopsie est incurable.

En général, les daltoniens jugent avec moins de certitude les milieux colorés opaques que les transparents.

ACHROMATOPSIE TOTALE OU INCOLORIE, OU DALTONISME ACHROMATIQUE.

Premier groupe de l'achromatopsie.

La cécité complète pour les couleurs ne laisse au daltonien que deux sensations seulement : clarté et opacité. La rétine apprécie uniquement la différence entre les nuances sombres et vives, ces dernières paraissent plus éclairées, mais de teinte uniforme. Le sujet n'a jamais vu de couleurs, il ignore le sens du mot. Les rayons, en pénétrant dans notre œil, nous donnent le sentiment et de la forme et de la couleur des objets; ici ils n'éveillent que la perception de la forme. Un tableau peint, un panorama magnifique, devient un simple amas d'ombres et de lumières, dans lequel les daltoniens saisissent d'ailleurs les contours et la distance des objets. Pour ces aveugles spéciaux, le monde entier n'a que deux tons, noir et blanc, témoin ce physicien qui voulait expliquer les couleurs du spectre par un mélange en diverses proportions d'ombre et de lumière. La nature, qui se présente à l'œil bien organisé sous un aspect si brillant à cause de ses innombrables teintes, toujours bien proportionnées, n'offre plus qu'un paysage sombre, triste et d'une désolante monotonie, comme sur une photographie ou une lithographie.

L'achromatopsie complète abolit donc les couleurs, tout en laissant subsister le modelé : il se passe là, pendant toute la vie, une modification analogue à celle que toutes les vues sont obligées de subir passagèrement, nous le verrons plus loin, à la flamme monochromatique du sodium, près de laquelle l'ocre (rouge) est noir, le chromate de plomb (jaune) devient blanc comme l'iodure mercurique (orangé), le manganate de baryte (vert) et le bleu d'aniline paraissent noirs.

Ainsi que nous le redirons dans nos dernières lignes sur l'achromatopsie, certains sujets de notre premier groupe verraient mieux dans une demi-obscurité que d'autres dont la vue est plus perçante le jour, comme si, d'après l'explication de Seebeck, les rayons les moins réfrangibles disparaissaient les premiers lors du crépuscule, la diminution d'éclat de la lumière étant alors plus sensible aux yeux ordinaires, habitués à mieux percevoir ces rayons que les daltoniens.

Nous citerons quelques observations recueillies, en les abrégeant d'ailleurs, comme nous le ferons pour la plupart des cas que nous avons cru pouvoir choisir dans un bien plus grand nombre de récits.

Observation première (1). — Harris, cordonnier à Maryport (Cumberland), savait distinguer la forme et la grandeur des corps, même de loin, mais non leur couleur. Il ne démêlait les cerises et les feuilles qu'en se rapprochant assez pour en voir la forme. Pour lui toutes les couleurs se rangeaient entre le noir et le blanc, à raison de leur éclat ou de leur obscurité. Il nommait de même des couleurs différentes, mais également vives; un ruban rayé de plusieurs couleurs lui semblait uni.

Ainsi, pour Harris, toutes les couleurs étaient des dégradations de la lumière, ou des nuances du noir et du blanc. Deux de ses frères se trouvaient dans le même cas.

Observation II (2). — M. Collardeau dessinait avec goût et réussissait bien dans les traits, les contours, les formes : mais, cherchait-il à employer des couleurs, il brouillait tout. Voulant peindre en bleu un carreau sur lequel il avait représenté un chien, il plâtra d'un gros rouge la partie à ombrer. Un jour, après avoir bien exactement fait son portrait, il crut pouvoir aller plus loin et le colorier : sa main, trompée par la vue, plaça du jaune sur du bleu, du rouge sur du vert, sans qu'il eût notion de cette bigarrure; il croyait même être arrivé à des dégradations heureuses de chaque nuance.

Observation III (3). — « Feu M***, d'Anduze, d'un tempérament sec, bilieux, mélancolique, menant une vie très-active, parvint à un âge assez avancé sans que la plupart de ses concitoyens eussent rien remarqué d'extraordinaire dans sa vision. Ceux qui le fréquentaient plus habituellement, et quelques-uns de ses condisciples savaient, ainsi que sa femme, sa fille et son gendre, qu'il ne connaissait pas les couleurs, qu'elles lui paraissaient toutes des nuances plus ou moins grises entre

(1) Nous analysons ce cas d'après le *Journal de physique*, 1779, p. 86, *sq.* qui l'emprunte lui-même à Huddart (*On account of persons who*, etc., 1777). Toutefois, selon Wartmann (*Mém. de la Soc. de phys. de Genève*. t. XII, 1848), Huddart aurait mal relaté cette observation, et Harris appartiendrait, comme Dalton, à notre troisième variété. — On remarquera qu'il est singulier, dans cette observation, de voir le ruban multicolore paraître uni et non veiné de divers tons gris.

(2) Même *Journal*, 1799.

(3) D'après d'Hombres - Firmas, *Comptes-rendus de l'Académie des sciences*, 1849, 2e partie.

le noir et le blanc; mais on lui aurait fait de la peine, si on avait eu l'air de s'apercevoir du défaut de sa vue, dont nous avons eu les preuves plus tard.

« Nous tenons d'un marchand tailleur d'Alais, que M. de*** étant venu lui demander un habit noir, vit sur l'étalage une belle pièce d'Elbeuf mauve, et la choisit sans vouloir convenir qu'il eût changé d'idée lorsqu'on lui déplia le drap. Il avait des gravures coloriées et des gravures ordinaires : leur principale différence à ses yeux, était que les unes étaient un peu plus claires que les autres.

« Il savait, par tradition, que les feuilles des végétaux et des herbes étaient vertes, que le ciel était bleu, le sang rouge; mais il n'aurait pas appelé vert, bleus et rouges, des fleurs, des étoffes, des papiers de ces couleurs. »

D'Hombres-Firmas ajoute que cet homme peignait passablement. Il avait représenté sur un paravant des médaillons et des ornements en grisaille, qui figuraient bien le relief; il avait peint aussi, dans sa chambre, deux dessus-de-porte et un panneau entre les deux fenêtres. Mais, comme quelques-uns de ses visiteurs lui demandaient pourquoi il avait fait le terrain, les arbres, les maisons et les personnages bleus, plutôt que d'employer des couleurs propres et naturelles, il répondit qu'il avait voulu assortir le tout à la couleur de ses meubles; or, lits et fauteuils étaient rouges, et l'on eut d'ailleurs, quelque temps après, l'occasion de se convaincre que le daltonien dont il s'agit ne s'était nullement douté, en travaillant, qu'il peignait ses camaïeux en bleu.

« Il avait pourtant la prétention d'être connaisseur en peinture; il dissertait, devant un tableau, sur la composition, le dessin, le clair-obscur, la perspective; quant au coloris, il évitait adroitement de se compromettre auprès des amateurs qui étaient avec lui.

« De même, lorsqu'il se promenait, en compagnie, dans un jardin émaillé de fleurs variées, il affectait de parler de leur beauté, de leur grandeur, de leur régularité, de l'odeur forte ou suave qu'elles exhalaient; mais la vérité est qu'il n'y voyait que du gris. »

— Chelius (d'Heidelberg) mentionne également un cas (1) appartenant à notre première variété. Spurzheim parle aussi (2) d'une famille dont les membres ne pouvaient distinguer que le blanc et le noir. Wilson men-

(1) *Handbuch der Augenheilkunde*, etc., 1843.
(2) *Phrénologie*, 3e édit., p. 276.

tionne (1853) un graveur ne voyant, dans un portrait, que blanc et noir. Je ne cite pas d'autres observations qui me semblent incomplètes ou peu authentiques.

L'absence générale et absolue du sens chromatique se présente beaucoup plus rarement que l'absence du sens partiel d'une ou de plusieurs couleurs seulement. Tel n'est cependant pas l'avis de M. J.-P. Durand (de Gros), pour qui les daltoniques dits *incomplets* tiennent un langage excluant la supposition d'une couleur quelconque distincte du blanc ou de l'obscurité. « L'achromatopsie partielle ne paraît même être nullement établie par les prétendus exemples qu'on en a donnés, bien qu'elle soit rationnellement possible et probable même. » Pour cet auteur, le cas de Dalton appartiendrait, comme nos autres variétés, à l'achromatopsie complète, ce qui ne nous paraît pas du tout établi par les textes invoqués (1).

(1) *Essais de Physiologie philosophique*, 1866. « Je crois que le diagnostic, à l'égard de Dalton, a fait fausse route pour s'être guidé d'après les déclarations mal interprétées des sujets : on a trop peu réfléchi, d'une part, à la radicale impossibilité où se trouvent des individus n'ayant jamais perçu une sensation de couleur de donner à ce mot le sens que nous y attachons, et, d'autre part, à la tendance qu'il est naturel de leur supposer à rattacher ce signe à une idée, et à l'appliquer aux différents *tons* de la lumière, seules modifications de cet agent dont ils puissent avoir le sentiment (ce sont là des réflexions fort justes, que nous aurons occasion de faire plus loin pour notre part). Ce qui me fait douter que les daltoniques prétendus partiels perçoivent aucune distinction des couleurs, ce sont les hésitations et les contradictions bizarres qui marquent tous leurs discours sur cette matière. Dalton, comme je l'ai déjà dit, est classé par tous les auteurs parmi les daltoniques incomplets : on lui attribue la jouissance des trois couleurs principales, le *jaune*, le *bleu*, le *pourpre* (voir Szokalski, *Mémoire sur les sensations des couleurs*, Paris, 1839, et Marcé, *Des altérations de la sensibilité*, Paris, 1860), ce qui ferait supposer qu'il n'est déjà pas trop mal partagé, et ce qui, par parenthèse, serait singulièrement défavorable à notre hypothèse de la division chromatique de la fibre visuelle. Mais sur quoi se fonde-t-on pour en décider ainsi ? — Sur la déclaration de Dalton lui-même, qui dit en effet, en un

Si les diverses variétés que nous adopterons dans notre second groupe, passent de l'une à l'autre, les deux groupes admettent également des transitions. Comme exemple de daltonisme à la fois achromatique et chromatique, je puis citer l'observation IX, et emprunter à M. Sous (1) l'observation suivante :

Observation IV. — Un jeune homme de 24 ans, commis-voyageur, vint me consulter pour une hyperémie artérielle de chaque papille, suite de l'abus de verres convexes n° 8. Cette hyperémie guérit par le repos des yeux. Mais le malade, depuis son enfance, accuse une perception toute spéciale des couleurs. J'attends deux mois après sa guérison pour l'examiner à ce sujet.

Son père est myope et non daltonien. Ses deux tantes paternelles ont souvent des inflammations oculaires. Un oncle paternel offre les mêmes bizarreries que lui pour la perception des couleurs.

De prime abord, le sujet voit toutes les couleurs gris plus ou moins clair : mais, s'il a fixé l'objet coloré un certain temps, le vert foncé paraît bleu, le vert clair gris, le jaune tantôt gris, tantôt jaune. Le bleu et le violet sont nettement perçus. Le rouge semble noir. Quand il fixe attentivement un objet coloré et vivement éclairé, au bout de cinq minutes environ les couleurs commencent à ne plus être perçues, et sont remplacées par la teinte grise. De plus, la sensation de lumière diminue. X... compare cette diminution de lumière à celle qu'on observerait dans

certain passage de son exposé (voir Szokalski, mém. cité), qu'il distingue dans le spectre « le *jaune*, le *bleu* et le *pourpre*. » Mais il fallait, avant de conclure, s'assurer de la valeur que ces distinctions pouvaient avoir dans sa bouche. Il va nous fixer lui-même sur ce point, il va nous apprendre ce que valent et son jaune et son bleu et son pourpre, et le cas à faire de son témoignage dans l'espèce.

« Mon *jaune*, poursuit-il, contient le *rouge*, l'*orangé*, le *jaune* et le *vert* « de tout le monde ; mon *bleu* se confond tellement avec le *pourpre* que « je ne reconnais là qu'une seule et même couleur. La partie du spectre « qu'on appelle *rouge* me semble à peine quelque chose de plus qu'une « *ombre* ou qu'une *absence d'ombre*... le drap *bleu* et le drap *cramoisi* n'of- « frent pas de différence tranchée. »

« Après ces rapprochements, il devait être évident pour chacun que Dalton, dans les couleurs, ne voyait que le blanc et le noir. »

(1) Brochure précitée, p. 4 et 5.

un appartement vivement éclairé où l'on éteindrait successivement les flambeaux.

Pour lire, il place le livre comme les myopes à 6 ou 7 centimètres de sa vue, et cependant les verres biconcaves ne lui sont d'aucun secours. Pour lire plus facilement, il emploie des verres biconvexes n° 12. Après avoir lu 4 à 5 minutes, la sensation de lumière diminue graduellement.

L'iris est marron foncé, la pupille régulière et contractile : à l'ophthalmoscope, les milieux de l'œil sont transparents; la papille est petite, rose, jaunâtre, bien limitée. Quelques anomalies sans importance dans les vaisseaux rétiniens.

ACHROMATOPSIE INCOMPLÈTE

OU DALTONISME CHROMATIQUE.

Second groupe de l'achromatopsie.

Ici nous trouvons quelques notions sur les couleurs. Nous avons déjà dit que la couleur la plus souvent perçue est le jaune; le rouge, au contraire, est le plus fré-fréquemment méconnu : à sa place, les daltoniens, d'après M. Sous, voient :

Vert, 11 fois.	Bleu, 5 fois.
Gris, 7 fois.	Jaune, 2 fois.

Après le rouge, c'est le vert qui disparaît d'abord, et il est pris pour du bleu (4 fois), pour du gris (1 fois), d'après M. Sous. Puis s'éteignent successivement le le violet, paraissant orangé ou jaune, et le bleu. Nous donnerons, en terminant ce qui concerne notre troisième variété, une statistique plus détaillée à cet effet.

La couleur accusée par le daltonien n'est pas toujours complémentaire ; elle est souvent une des deux constituantes, quand il s'agit de couleurs binaires. Ainsi le rouge semble fréquemment vert (couleur complémentaire); mais le vert, mélange de jaune et de bleu, produit à beaucoup d'autres la sensation du bleu.

Nous avons admis trois variétés dans l'*achromatopsie partielle*. Nous les décrirons dans l'ordre inverse de leur fréquence, pour nous occuper ensuite des transitions naturellement multipliées entre l'achromatopsie et la perceptibilité normale des couleurs.

A. Première variété. — *Perception du jaune.*— Ici le daltonien connaît le jaune. Le jaune est également la couleur la mieux perçue dans les deux variétés suivantes et dans l'achromatopsie fausse, acquise. C'est elle qui s'éteint la dernière. Pour ces gens, tout n'est pas jaune, comme pour certains sujets atteints de *chroopsie* et dont je parlerai à propos du diagnostic. Les autres couleurs se rangent, devant leurs yeux, entre le jaune, le blanc, le noir et leurs mélanges ; elles paraissent en général des gris plus ou moins foncés.

Ruete (1), après Gœthe, nomme *akianoplepsie* (non vision du bleu) ces cas où l'œil ne connaît que le blanc, le noir, le jaune : Gœthe a même peint un paysage tel que le perçoit un œil acyanoblepse, sans prendre garde d'ailleurs qu'il y a le plus souvent alors perception du jaune.

Nous avons déjà parlé des transitions naturelles entre nos variétés. Ainsi rencontrerons-nous des sujets ayant une vague notion d'une couleur autre que le jaune, sans la connaître d'une manière certaine : pressez-les de s'expliquer, de donner un nom, ils répondront bien qu'en hésitant, et peut-être la veille, ils avaient appelé différemment la même couleur.

L'interrogation d'un daltonien est d'ailleurs fort délicate, on ne saurait trop le montrer. Beaucoup d'entre eux, avec de l'expérience, désigneront sans se tromper des sujets vulgairement connus. Sommer, comme bien d'autres, tenant une feuille de laurier d'une main, un bâton de cire d'Espagne de l'autre, savait que l'une est verte, l'autre rouge, en avouant qu'il n'aurait pu l'affirmer. Huddart, Dalton, Szokalski parlent d'un jeune homme qui ne voyait pas les cerises d'un

(1) *Traité d'ophthalmologie.*

cerisier, mais les reconnaissait bien à leur pédoncule, s'il pouvait approcher de l'arbre.

D'autre part, en mettant de côté la bonne foi individuelle dont ne se méfient pas toujours assez les auteurs qui ont écrit sur le daltonisme, à quoi bon presser un sujet de porter un jugement sur une couleur qu'il ne connaît pas, que vous connaissez sans doute vous-même beaucoup moins qu'un peintre. On s'expose ainsi volontairement à autant de causes d'erreurs, et c'est par cela même que beaucoup d'observations de daltonisme sont mal prises, attribuant aux réponses de l'observé une importance qu'elles ne peuvent avoir. Le daltonien rapporte nécessairement les objets aux seules couleurs qu'il perçoit. Ne sait-il apprécier qu'une couleur ? il ne verra dans un mélange que la seule couleur ayant existence pour lui. La sensation qu'il accusera est bien celle qu'il ressent ; autrement, s'il nomme une couleur qu'il n'a jamais vue, sa sensation sera mal traduite par son langage. « Il n'existe pas, dit le Dr Noël (1), entre vous et lui, de terme de comparaison, et vous ne pouvez vous faire une idée juste de l'impression qu'il ressent, bien qu'il se serve pour l'exprimer d'un nom qui a pour vous une valeur certaine et invariable. C'est alors qu'on s'expose à tomber dans des déductions erronnées, si l'on attache à ses réponses une valeur qu'elles n'ont pas. Mais, quand on a éloigné cette cause d'erreurs, la chromatopseudopsie vous apparaît dans un état de simplicité remarquable, et le chaos des confusions si diverses et si variées qu'on y remarque au sujet des couleurs composées, commence à s'éclaircir ; ces confusions vous semblent comme un effet naturel de l'anoma-

(1) Thèse précitée.

lie que vous avez constatée d'abord dans la perception des couleurs mères. »

C'est parce que les auteurs ne se sont généralement pas mis en garde contre ces difficultés, que la plupart des observations connues sont incomplètes. Tout en nous efforçant de nous limiter aux meilleures, nous ne manquerons pas nous-même d'être taxé, par certains esprits rigoureux, d'une crédulité trop faible. On ne relève en outre trop souvent que les méprises les plus saillantes, les plus plaisantes. L'indécision des statistiques de daltoniens, telles que Wartmann a cherché à les dresser en 1848, est la conséquence inévitable d'un petit nombre de matériaux exactement fournis à la science. Quand l'achromatopsie sera mieux assise sur de bonnes interprétations des cas rencontrés, il sera possible de l'envisager sous un nouveau jour. Ainsi, il est vraisemblable qu'on arrivera à séparer les *daltoniens par manque de mémoire* (obs. XXVI par exemple) des daltoniens proprement dits, — et aussi, comme l'a essayé Seebeck, les erreurs d'appréciation dans l'intensité ou le ton (page 7, note) d'avec celles dans le jugement individuel sur la nature des couleurs.

Mais comment « éloigner les causes d'erreur? » C'est ce que ne nous dit pas le Dr Noël. On ne peut se guider sur une appellation de couleurs, car ici il s'agit simplement de plus ou de moins, et l'œil sain ne perçoit pas toujours aisément la différence de deux couleurs voisines. Il manque à l'étude de l'achromatopsie une méthode fidèle d'observation, un criterium scientifique. *Aussi son histoire est-elle toute entière à reconstituer* comme nous le redirons à propos du diagnostic différentiel. Le temps et l'occasion nous ont manqué pour la renouveller ; nous le regrettons, mais il nous faut avouer que rien ne sera fait, à nos yeux, tant qu'on n'aura pas pris un guide infaillible et écarté les caractères subjectifs. Le mode d'investigation qui, seul jusqu'ici, nous paraîtrait susceptible d'arriver aux lois et en partie aux causes du daltonisme, ce serait le spectre. Il ne faudrait pas encore se servir du spectre, comme moyen d'entendre nommer par l'observé telle ou telle couleur, car alors autant prendre un tapis bigarré, des papiers colorés. Il y aurait, un large spectre étant développé, à savoir : 1° jusqu'à quelle limite une couleur, scientifiquement déterminable par ses longueurs d'onde, et non plus sujette aux interprétations fugaces de l'observateur, paraît uniforme ou nuancée aux yeux d'un daltonien considéré ; 2° si pour la couleur suivante il n'y a pas de vision, etc. (Voyez § du *Diagnostic différentiel.*)

A l'aide de ces recherches vraiment sérieuses, les seules que nous aurions voulu poursuivre, on pourrait faire bon marché du vaste fatras des observations connues, toutes ou à peu près dépourvues d'esprit scientifique. On arriverait évidemment ainsi à établir, — si nous laissons de côté notre premier groupe, celui-là irréfutable, — *une classification toute autre que la nôtre*. Obligé d'indiquer cette marche sans pouvoir la suivre, nous avons bien dû nous résigner au bagage des connaissances actuelles, non sans la certitude de nous égarer sans cesse au milieu d'un sujet aussi délicat.

Néanmoins, faute d'idées bien fixes, les difficultés d'interprétation écartées autant qu'il est aujourd'hui possible, la première variété de l'achromatopsie incomplète paraît moins rare que l'incolorie, bien que les observations recueillies soient encore peu nombreuses.

Observation V (D'Hombres-Firmas). — M. le comte de ....., d'Alais, âgé de 38 ans, marié, d'un tempérament lymphatique, distinguait de loin les objets, visait fort juste à la chasse, lisait sans lunettes, même à la lueur d'une lampe, et rien ne faisait soupçonner l'imperfection de sa vue. Un oculiste qui lui eût examiné les yeux n'y aurait pas remarqué la moindre particularité, et pourtant ses amis savaient qu'il voyait seulement la couleur jaune, et que toutes les autres lui représentaient des nuances entre le noir et le blanc. Ainsi, il ne reconnaissait les fleurs du grenadier que par leur forme, ne sentant aucune différence du rouge au vert. Il confondait les fleurs de l'hortensia ordinaire avec celles de l'hortensia bleu, ainsi que les fleurs des phlox roses et blancs. En fait de variété de roses, il avouait les blanches plus claires que les pourpres : quant aux roses jaunes et aux capucines, il les voyait telles qu'elles sont. Les reines-marguerites rouges, violettes, bleues, blanches, lui paraissaient plus ou moins foncées, mais il en distinguait très-bien le centre jaune.

Il était impossible à ce daltonien, qui s'occupait de géologie, de juger des teintes caractérisant les terrains sur les cartes coloriées : presque tout lui semblait lavé en gris, et il ne distinguait que parce que son excellente vue lui permettait de suivre les lignes ponctuées et les lettres qui répondent aux couleurs.

Il dessinait avec goût, au crayon, à l'encre de Chine, à la sépia ; mais il ne pouvait colorier un paysage et un bouquet, sans en faire quelque chose de très-bizarre pour tous les yeux autres que les siens.

Observation VI. (1). — Le curé d'une province voisine d'Alais était parvenu jusqu'à l'âge de 28 ans sans se douter de l'aberration de sa vue. Ni ses parents, ni ses condisciples au collége et au séminaire, ni ses paroissiens ne s'en étaient jamais aperçus ; lorsqu'un jour, voulant peindre ou décorer une chapelle, il découvrit qu'il ne voyait pas les couleurs comme les autres hommes (ou, plus exactement, il fut obligé de l'avouer). Il lui fallut, pour faire son travail convenablement, qu'un ami préparât les teintes nécessaires ; toutes étaient pour lui des bruns clairs entre le blanc et le jaune, qu'il connaissait bien, et des bruns foncés entre le jaune et le noir. Quant aux autres couleurs, rouge, vert, bleu, tout instruit qu'il était de leur existence, il n'a jamais pu les apprécier dans leurs différences.

Le même curé distinguait parfaitement les signets de son missel et de son bréviaire, composés de bouts de rubans de toutes couleurs. Il voyait les blancs, les jaunes, les noirs ; il savait que les autres étaient

(1) D'Hombres-Firmas, *Acad. des sciences*, 28 janvier 1850.

bleus, violets, rouges, mais sans en avoir jamais apprécié les différences; leur position habituelle lui permettait seule de les reconnaître. Il en était de même pour ses livres; il ne confondait pas les reliures rouges et vertes avec les fauves, mais il n'était en état de les désigner que d'après sa mémoire, le rayon qu'ils occupaient, le titre, et non d'après les couvertures. Il ne discernait pas une montre d'or d'une montre d'argent, s'il les voyait l'une après l'autre; mais en les regardant ensemble et au grand jour, il en savait faire la différence. Qu'on lui présentât une pièce de 1 franc avec un napoléon d'or de 20 francs, à moins d'en lire la valeur, il les assimilait (ce qui prouve de l'incertitude même dans la notion du jaune, comme dans notre observation IV, car généralement les daltoniens jugent mieux par comparaison : voyez page 71).

Observation VII (idem). — Cette observation, comme les deux suivantes, nous montre un soupçon des autres couleurs, soit à la lumière du jour, soit aux lumières domestiques.

M....., avocat de Montpellier, ne distingue le soir ou par les temps sombres, que le jaune, dont il perçoit d'ailleurs les diverses nuances, de l'orangé au paille. En plein midi, il sent une sorte de pourpre, un rouge-brun, un bleu ou violet; il distingue le teint et la couleur des personnes qu'il rencontre. Mais le soir, à sa lampe, au théâtre, dans un salon bien éclairé, — pourpre, cramoisi, rose, bleu, vert, tout lui paraît gris ou brun plus ou moins foncé. On soupçonne d'ailleurs que s'il nommait, le jour, les fleurs de son jardin, c'est qu'il les connaissait à l'avance. Sommer raconte qu'on lui donna un livre dont la tranche verte fut de suite nommée rouge, cet avocat sachant la tranche des livres ordinairement rouge.

Observation VIII. — Harvey (1) raconte au long l'histoire d'un tailleur de Plymouth ne saisissant bien que le jaune et brouillant toutes les autres couleurs. Cette confusion était, du reste, un premier pas vers la vision normale; elle indiquait déjà, pour l'observé, le soupçon d'autres couleurs que le jaune, mais vagues et indéterminées. Aussi, tout en confondant souvent le bleu avec le gris, le noir, le violet, le rouge, le vert, le sujet cité le reconnaissait quelquefois, notamment dans le spectre solaire. Le susdit appliqua un jour une pièce écarlate à une culotte en soie noire.

Observation IX, empruntée encore à Harvey. — Elle nous montre tout à la fois un passage de notre premier à notre second groupe (comme

(1) *Transactions of the royal Society of Edinburgh*, t. X, p. 253.

l'obs. 4) et un acheminement plus marqué que dans les deux derniers exemples vers notre seconde variété. Il y a quelquefois sensation du bleu, parfois même du vert, — bien que le vert, la couleur la moins définie pour la plupart des daltoniens, présente dans leur langage une extension telle qu'ils y rapportent une foule de nuances, surtout si vous les pressez de donner des noms.

J. B....., 60 ans, tailleur, n'avait pu, depuis son enfance, nommer les couleurs ni les distinguer. Outre les désagréments de toute espèce que cet état lui causait dans sa profession, il était par cela même privé de la jouissance des plus grands plaisirs de la vie. Une peinture ornée des plus riches couleurs ne lui présentait qu'un aspect gris, sombre et sans goût. Jamais il ne paraissait aux expositions de tableaux ni aux représentations théâtrales. Son désespoir était au comble lorsqu'il voyait autour de lui tant de monde se réjouir de la beauté d'un magnifique spectacle qu'il saisissait seulement *comme une fumée obscure*. Tandis que les autres contemplaient avec admiration le coucher du soleil ou l'arc-en-ciel, il n'y trouvait qu'un motif de déplorer son malheur. Sur la Méditerranée, où il voyagea comme marin, il ne put comprendre tout le charme qu'un soleil d'or et un ciel sans nuages prêtent à la nature ; les plus vives couleurs du firmament lui offraient la monotonie des régions polaires.

Il avait une idée parfaite du blanc et du gris ; il choisit un jour cinq pièces de drap, qu'il rangea d'après l'intensité de leurs couleurs. A la lumière d'une bougie, il ne distinguait pas le violet du gris, et il confondait cette couleur avec le bleu des fleurs de lin.

Il prit une feuille de papier noir pour du vert foncé, et ne put distinguer un basalte gris d'une amphibole verdâtre. Plusieurs fois, pour coudre un habit, il prit de la soie cramoisie comme de la noire.

L'indigo et le bleu de Prusse étaient noirs pour lui, comme le cramoisi et le rouge de la cire d'Espagne. Quand il choisissait des habits, le vert et le bleu de ciel étaient tout un.

On lui apporte un jour une redingote à raccommoder, et il y met au coude un beau morceau de drap rouge. Il appelait bleu les nuances pourpres; cependant le pourpre foncé était noir, la couleur du lis rappelait celle du plomb ; une violette, une rose et une pêche affectaient les mêmes tons gris du plomb.

Le vert l'embarrassait beaucoup. Je lui demandais un jour des habits de cette couleur, il s'adressa à un tiers, qui s'empressa de mettre, parmi les habits verts, des vêtements d'autres teintes, et il m'apporta dès lors des habits rouge-foncé, noirs, brun de foie, brun-foncé. Il appelait orangé le vert-émeraude, le vert-pré et les verts clairs ; les verts foncés lui semblaient noirs. L'orangé lui donnait cependant bien de la peine; ainsi il nommait jaune le souci, et prenait l'orangé foncé pour du brun.

Le jaune était perçu par lui comme par les autres, mais le rouge devenait bleu dans toutes les conditions. Les joues des jeunes paysannes et les bras des tailleurs étaient *bleus*, comme la figure vermeille d'un enfant. Le sang veineux était brun ou noir. D'ailleurs, il confondait aisément le noir, le brun et le vert. Un habit en soie de couleur olive lui semblait brun, et il voulait y attacher des boutons verts.

Dans le spectre, il n'apercevait que le jaune et un peu le bleu. Ses yeux étaient d'ailleurs parfaitement conformés.

En résumé, dans notre première variété, nous ne connaissons pas de sujets voyant tout en jaune, comme dans la chroopsie consécutive à l'ictère ou à l'administration de la santonine, bien que des trois couleurs premières, le jaune soit seul perçu, parfois avec ses dégradations; mais les binaires contenant du jaune, le vert et l'orangé, restent grises ou brunes. Il y a peut-être déjà soupçon des autres couleurs mères, soit le soir, soit le jour; mais ici, agissons avec prudence dans nos interrogations, et mettons-nous en garde contre l'amour-propre et la mémoire des observés. Témoin l'avocat de Montpellier (obs. VII) : témoin encore cet enfant de 7 ans qui confondait héréditairement tout sauf le jaune, mais à qui la mère nommait assidûment la couleur des objets en usage; si bien qu'il prétendait voir sa blouse bleue, les feuilles vertes, tels fruits rouges. Le prenait-on au dépourvu, il n'appliquait plus du tout les désignations avec à-propos, et n'établissait aucune distinction, par exemple, entre les fleurs d'un camélia écarlate et son feuillage vert.

B. Seconde variété. *Perception du jaune et du bleu.* Le jaune reste la couleur la mieux comprise; son appréciation est plus correcte que dans notre première variété et plus nette que celle du bleu. Tout en reconnaissant le bleu, les daltoniens de ce nouveau genre ne peuvent le nommer avec autant de certitude que le jaune, surtout s'il est clair, et confondent avec lui l'indigo, le violet, le rose. Le rouge reste inconnu. Nous avons sous les yeux l'histoire d'un daltonien qui, pressé la nuit de faire le portrait d'une personne dont le départ était fixé au lendemain matin, employa le jaune pour le rouge. En ce moment même, nous comptons parmi nos élèves, un étudiant en médecine qui, chargé par sa mère d'acheter du fil rouge à marquer, en rapporta du gris; jamais, en assistant à une leçon sur l'analyse spectrale, il ne put discerner que du jaune et du bleu. Pour les autres nuances du spectre, quand elles se rapprochent du jaune ou du bleu, elles sont le plus souvent confondues avec ceux-ci : l'indigo violet paraît bleu, l'orangé virant au jaune semble jaune (1). Mais, s'en éloignent-elles, elles deviennent si vagues que le daltonien les réunit généralement sous un seul nom. Tantôt il dira brun, tantôt vert.

Le vert est la teinte que le daltonien de nos seconde et troisième variétés cite le plus souvent, par cela même que, tout en étant composée de jaune et de bleu, cette couleur secondaire est pour lui aussi peu définie que possible. Sa vue restant défectueuse pour l'impression spécifique du rouge, l'est aussi pour le vert *qui en est complémentaire*. Ces deux couleurs n'offrent à ses yeux d'autres différences qu'une variété de teinte, ou, plus correctement, de ton; c'est pour lui la

(1) Le Dr Boys de Loury (*Revue médicale*, nov. 1843) parle d'un teinturier pour qui l'écarlate paraissait bleu-gris, le rouge-canelle bleu gris, le rose blanc sale, l'orangé jaune pur, le vert-pomme jaune, le lilas bleu, le violet gris.

même couleur, mais plus ou moins foncée. Ainsi, le docteur Noël (*Courrier des sciences*, 31 juillet 1864) cite un vitrier de Breteuil (Oise) qui, un jour, pour remplacer un carreau rouge, en mit un vert et ne voulut jamais avouer s'être trompé, disant que, au métier depuis vingt ans, il devait mieux se connaître en couleurs que beaucoup de ses contradicteurs. Il partit convaincu que seul il n'avait pas la berlue ou qu'on se moquait de lui. Le même docteur parle de son frère, également médecin, comme n'ayant jamais fait qu'un tableau, mais il peignit le gazon et les bois en rouge écarlate, et soutint avoir employé du vert. Un autre peintre figura de même en beau rouge un sapin au milieu d'un paysage. Le docteur Noël prétendit également, comme son frère, qu'un dahlia rouge était bleu; il avait dix-huit ans, et c'est à cette époque seulement qu'il se serait reconnu daltonien. Péclet (1) mentionne deux frères identifiant le carmin, le violet, le bleu, et confondant avec le vert du feuillage le fond garancé du pantalon d'un soldat.

La sensation du vert et du rouge est tellement vague et indécise, que ces daltoniens le confondent encore avec le marron, le brun, le roux; ces cinq teintes prendront indifféremment dans leur vocabulaire le nom que vous voudrez.

La catégorie que nous abordons constitue l'*anérythroblepsie* (non vision du rouge) ou *daltonisme-type* de Ruete.

Les observations se rapportant à notre seconde variété sont plus nombreuses que celles ayant trait aux deux précédentes. Dalton nous apprend que, parmi ses

(1) *Physique*, t. II, p. 362, 1838.

connaissances, vingt sujets voyaient comme lui, et il est réellement curieux d'observer combien la science connaît d'individus qui, à l'instar du célèbre philosophe d'Édimbourg, Dugald-Stewart, ne distinguaient pas les fruits rouges des feuilles vertes d'un arbre ou qui seraient susceptibles, comme ce tailleur dont on a conservé l'histoire, de coudre une pièce rouge sur un pantalon bleu.

Beaucoup des observés se faisant quand même, ici et dans notre troisième variété, tailleurs, peintres, ouvriers en châles, papetiers, relieurs, émailleurs, etc., nous pourrions multiplier les exemples de leurs risibles bévues dans ces professions qui exigent une saine appréciation des couleurs. Ainsi, un papetier offre de la cire rouge pour de la bleue ; un autre daltonien achète un bonnet rouge pour un vert, et ne peut distinguer les framboises mûres des vertes ; un soldat n'a jamais vu que les trois couleurs de notre drapeau français, etc. Nous choisirons seulement quelques cas, surtout parmi ceux rapportés par des savants, plus aptes que d'autres à la description de leurs sensations. Ces relations, où l'on est à la fois sujet et observateur compétent, sont toujours précieuses pour la science. Plusieurs médecins notamment ont présenté ce vice dans la vision qui ne devait cependant pas laisser que de les gêner quand ils avaient à constater l'état de la langue, les éruptions exanthématiques du corps, etc. Ainsi, le Dr Sommer ne pouvait reconnaître le rouge ou ses mélanges. Quelques physiciens ont été dans le même cas : témoin Troughton (1), opticien célèbre, qui, avait perdu un œil par accident ; il ne percevait de l'autre, dans le spectre, que le

(1) Herschell, article *Light* de l'*Encyclopedia metropolitana*, § 507.

bleu et le jaune, le premier correspondant aux rayons les plus réfrangibles, le second aux autres. Tous les membres masculins de sa famille offraient d'ailleurs la même abnormité visuelle, cette affection étant spécialement héréditaire sur les hommes, ainsi que nous le dirons plus loin.

Comme dans notre première variété, nous trouverons ici des transitions à la variété suivante. L'illustre physicien Dalton n'apercevait au spectre que le jaune, le bleu, un peu le violet (1); le rouge lui semblait vert; une rose lui paraissait bleu de ciel. Mais le soir, cette rose devenait orangée ou jaune; les teintes orangées et cramoisies se montraient bleues. Les erreurs visuelles étaient cependant moindres pour lui à la lumière artificielle. Un jour, Dalton ne fit aucune différence entre le rouge d'un bâton de cire à cacheter et le vert de l'herbe; il appelait bleu sombre l'incarnat d'un teint fleuri; il associait le cramoisi avec la couleur du vin rouge clair et de la boue, le brun avec le rouge, le gris au vert. Il comparait sa robe écarlate de docteur à la couleur du feuillage. Nous avons dit plus haut le diagnostic porté, à tort selon nous, par M. J. Durand, sur l'infirmité visuelle de Dalton (voyez page 51).

Nous citerons des individus commençant à sentir le rouge, à l'éclairage des lampes au moins; témoins les observations XI et XIV : ils rentrent ainsi, le jour, dans notre seconde variété, la nuit dans la troisième. — Aussi Szokalski propose-t-il une classification différente de la nôtre. Ses deux premiers groupes répondant à nos deux sections précédentes, son troisième comprend les gens (*akyanopses* de Gœthe) qui, outre le jaune, sont capa-

(1) *Memoirs of the litterary and philosophical Society of Manchester*, t. V, p. 28, 1798.

bles d'une perception particulière, la même pour le rouge et le bleu ; son quatrième réunit les daltoniens privés de la sensation du rouge, qui leur paraît gris cendré.

Observation X. — Le Dr Sommer raconte au long son histoire (1), que nous allons résumer. « Ma vue, excellente dans ma jeunesse, s'est beaucoup affaiblie par mes travaux à la lumière artificielle : cependant je vois bien de loin et de près. Des mouches volantes qui me passent devant les yeux depuis une dizaine d'années m'alarmèrent au commencement, parce que je prenais ce phénomène comme un prodrome d'amaurose, mais leur état stationnaire me tranquillisa bientôt.

« En naissant, j'apportais l'imperfection de ma vue pour les couleurs, et je me rappelle une foule d'aventures comiques auxquelles elle donna lieu dans mon enfance Au soleil, je distingue le jaune du bleu, le bleu-clair du vert, le rouge-foncé du noir. Le jaune, le noir, le bleu-foncé sont mes couleurs fondamentales.

« Bien que j'aperçoive une différence entre les couleurs qu'on me présente, je ne suis pas capable de les montrer nominativement sans risque de commettre une erreur. Je ne puis affirmer si les feuilles d'un arbre et la cire d'Espagne n'ont pas la même couleur, bien que je reconnaisse la différence d'intensité, et que l'objet me le fasse deviner. Placés l'un près de l'autre, le brun-clair qui se rapproche du jaune, le vert un peu plus foncé et le rouge peu prononcé encore, me semblent tous des nuances d'une seule et même couleur.

« Je confonds le bleu avec le rouge, le vert et l'orangé avec le brun, et une foule de couleurs composées. Je ne me fais pas une idée du cramoisi, du pourpre, du lilas, du ponceau.

« Rencontrant une dame qui portait un chapeau bleu orné de roses, je ne fis aucune distinction entre les couleurs du chapeau et des roses. Je confonds presque tous les jours la couleur des habits et du ciel ; il n'est pas une nuance qui ne me rappelle quelque méprise comique qu'elle m'a fait commettre, malgré ma grande réserve pour éviter ces bévues.

« La lumière artificielle bouleverse pour moi toutes les nuances, et je n'ose plus indiquer des couleurs que je reconnais très-bien au soleil, parce que je ne manque pas de me tromper.

« L'arc-en-ciel me semble composé de bleu et de jaune. Je sens bien qu'il y a plus de deux nuances, mais je ne pourrais en saisir la différence. »

(1) *Journ. de Graefe et Walther*, p. 135.

Observation XI. — Combes rapporte le fait suivant (1) : « Le grand-père maternel de James Milne, qui distinguait bien la forme des objets et même leur distance, quoique étant un peu myope, avait, comme un de ses frères, beaucoup de peine à saisir les couleurs. Voulant un jour acheter à sa femme une robe verte, il en prit une d'un brun parfait..., ce qui ne l'empêcha pas de s'exposer à de nouvelles bévues, en se faisant tailleur.....

« Il connaît le bleu et le jaune, mais il ne sait distinguer le vert, le rouge, le brun. Il ne fait pas de différence entre le vert et le brun, vus séparément à la lumière solaire ; du bleu et un œillet sont de la nuance du ciel ; mais à la bougie l'œillet devient buffle sale, le bleu restant bleu. Dans l'arc-en-ciel il ne voit que du jaune et du bleu. Le gazon est orangé. Le jour, le cramoisi est bleu ou pourpre, le soir il est rouge. »

Le Dr Colquhoun cite les deux cas suivants (2). Le premier est décrit par la personne elle-même.

Observation XII. — « Je déclare dès l'entrée, dit-elle, que je ne confonds pas incessamment les couleurs dont mon œil n'est en général pas capable de distinguer la nature. Ainsi, je puis apprécier avec une parfaite exactitude les rouges et les verts brillants du plumage de certains oiseaux et de quelques fruits, quoique les yeux ordinaires n'aperçoivent aucune différence entre ces couleurs et celles que je confonds décidément. Les couleurs dont les nuances m'échappent le plus sont d'abord les rouges qui se rapprochent de l'écarlate, et les verts jaunâtres tels que ceux des feuilles du tilleul, du bouleau, de l'orme, etc. Lorsqu'on ajoute, même en faible proportion, du bleu à l'écarlate, je vois que celui-ci est altéré ; mais si on mêle une même quantité de bleu au vert que je confonds avec l'écarlate, je ne puis trouver la différence entre ce vert plus bleuâtre et l'écarlate qu'on a bleui. Je ne sépare point le vert foncé du noir et les nuances foncées du brun, le gris du vert pâle et du rouge pâle de même force... On a cru que ce prétendu défaut dans ma vue provenait d'un manque de soin dans l'appellation des couleurs ; mais plusieurs tentatives que j'ai faites démontrent qu'il est bien réel. Ainsi, je n'aperçois pas un bâton de cire à cacheter déposé sur l'herbe, ni une pièce d'écarlate pendue à une haie que l'on me dit discerner à plus d'un mille de distance. Je recueillis un jour un lichen, comme une grande curiosité, sur le toit d'une maison de pêche d'un ami ; je le croyais d'un brillant écarlate, c'est-à-dire de la même couleur que les tuiles ; en réalité, il était d'un beau vert. Une autre fois, je

(1) *Système de Phrénologie*, Edimbourg.
(2) *Glasgow medical Journal*, vol. VII, p. 12, 1829.

n'aperçus aucune différence dans l'aspect d'une dame qui avait remplacé son rouge par une couche de bleu de Prusse. — Rien à mes yeux ne contraste plus avec le noir que la teinte azurée de l'atmosphère; aussi vois-je beaucoup mieux de loin que de près, grâce à l'interposition d'une plus épaisse couche d'air. Cette disposition fait que je ne sais distinguer un jeune enfant placé près de moi d'une grande personne qui est beaucoup plus loin, etc. — A la lumière artificielle, tous les jaunes me paraissent blancs; le cramoisi me semble écarlate; le gris pâle, bleu; l'orangé, d'un rouge sale. Je ne connais aucun parent qui me ressemble à cet égard. »

Observation XIII. — L'autre cas est celui d'un jardinier de Clydesdale, âgé d'environ 50 ans. Son œil est parfait de forme; l'iris est gris bleuâtre, et la prunelle ou pupille est entourée d'un cercle étroit jaune foncé. Il reconnut son imperfection à l'impossibilité de distinguer certains fruits pendus à l'arbre. Son premier métier fut d'être tisserand, mais il y renonça, parce qu'il confondait les fils rouges, noirs, verts et bleus. Dans l'arc-en-ciel, il ne discerne que du jaune et du bleu; mais il en indique correctement la forme, et fut un jour le premier à mentionner un arc secondaire comparativement faible. Il reconnaît beaucoup plus ordinairement les personnes par leur voix que par leurs traits. Aucun de ses nombreux enfants ni de ses parents ascendants n'est daltonien. Les principaux caractères de sa vision sont les suivants :

En plein jour, il *confond* toutes les teintes de blanc, nomme correctement le jaune et ses variétés, appelle l'orange un jaune intense, mais n'y voit aucun mélange de rouge, hésite dans les teintes pâles qu'il désigne par jaunes, rouges, brunes ou même lilas gris (*drab*).

Observation XIV. — Le docteur *** décrit ainsi ses sensations (1) : « Mon iris est bleu clair, comme chez Sommer (obs. X); je ne suis ni myope ni presbyte, je dessine avec succès au crayon... Au soleil, dans l'arc-en-ciel et dans le spectre, je vois du jaune et du bleu; je distingue la place du rouge, mais la sensation que j'éprouve est si vague que je n'ose donner un nom. Le brun, le marron, surtout le vert, ne font pas naître en moi des sensations plus précises que le rouge. Comme l'individu dont parle Vittloch-Nicholl, je prendrais bien une écrevisse cuite pour une concombre.

« Quand le rouge passe au rose, je ne le confonds plus qu'avec le bleu pâle; ainsi les lèvres des personnes, les joues des enfants, les roses ordinaires me semblent bleu pâle.

(1) Thèse précitée du Dr Noël, p. 31.

« Le soir, à la lumière artificielle, le rouge m'apparaît d'une beauté incomparable; comme le rose, je le distingue du vert et des autres couleurs avec lesquelles je le confondais. L'indigo et le violet me semblent toujours bleus; il n'y a qu'une différence d'intensité entre un rose, un violet, une fleur de lin. Le vert est une couleur vague dont je ne me rends pas bien compte, à moins qu'il ne se rapproche du jaune, cas où je le dis jaune.

« Mon frère, un peu myope, a le même défaut. Dans le premier tableau qu'il fit, il avait peint les arbres et le gazon en rouge. Moi et mon frère, nous avons été hémiopes (1) dans notre jeunesse, mais aucune autre personne de notre famille n'a le même défaut. »

C. 3e VARIÉTÉ.—*Perception du jaune, du bleu, du rouge, mais confusion de leurs principaux mélanges* (2). — Nous avons vu successivement le jaune seul nettement perçu (1re *variété*), puis la sensation du bleu pur devenir de plus en plus normale, se dégager de tout alliage étranger, et le rouge apparaître déjà parfois, le soir surtout. Nous allons trouver des daltoniens accusant le jaune, le bleu et le rouge; mais le rouge ne sera pas encore parfait, surtout quand il est tendre, comme le bleu n'était pas parfait dans la variété précédente. La distance de l'objet coloré influera spécialement sur la perceptivité normale

(1) Les sujets atteints d'hémiopie (ἥμισυς, à moitié, ὄπτομαι, je vois) ne perçoivent que la moitié (supérieure, inférieure, latérale) ou une partie des objets. Cette affection est due à une paralysie partielle de la rétine, ou à des épanchements locaux sous-rétiniens, ou à une situation vicieuse de la prunelle, ou à des lésions sur le trajet du nerf de la vision (nerf optique), ou à une hémorrhagie cérébrale (de Graefe) ; quand le mal est temporaire et intermittent, il a un siége incertain. L'illustre physicien Wollaston eut deux accès d'hémiopie à vingt ans de distance ; la première fois, voulant lire *Johnson*, il ne vit que *son ;* la seconde, il ne put distinguer l'œil gauche d'une personne placée devant lui.

(2) C'est le cinquième groupe de Szokalski, comprenant les gens qui distinguent toutes les couleurs mères, mais d'une manière peu tranchée; dans un mélange, ils ne voient que l'une d'elles.

de l'œil, comme j'aurai occasion de l'exposer tout au long à propos du pronostic, des accidents de chemins de fer. Quant aux mélanges des couleurs, ils restent confus ; le vert notamment est aussi peu défini que dans la seconde variété. Ici encore s'appliquent, le plus souvent du moins, ces deux propositions de M. Gueneau de Mussy (thèse inaugurale) : 1° en général, les personnes affectées confondent entre elles les couleurs complémentaires, le vert et le rouge, chez d'autres le jaune et le bleu ; 2° presque constamment, de deux couleurs réciproquement complémentaires, la plus réfrangible produit la sensation de celle qui l'est moins, le vert paraît rouge, etc.

Il est à remarquer également que les couleurs sont plus sainement perçues quand le daltonien peut comparer, quand on les lui présente dans un cercle chromatique par exemple, que si ces mêmes couleurs lui sont offertes isolément : témoins les observations 17, 18, et le cas de M. Thuvé, dont nous parlerons plus loin (1).

Nos deuxième et troisième variétés comprennent le groupe nommé *chromatopseudopsie* par Ruete. Dans ce groupe, le brun clair, les vert et rouge foncés ne se distinguent entre eux que comme nuances ; il en est de même du cramoisi, du pourpre, du lilas, du ponceau, du brun clair, de l'orangé, du vert jaunâtre, du violet, de toutes les nuances du rouge. Le bleu paraît rouge, le gris et le vert, bruns, le rose et le pourpre, bleu clair : cas de Sommer (10e obs.), de Nicholl, de John Herschell. Quant à sa *chromatodysopsie* (nos *variétés* C et D), Ruete la ca-

(1) Il faut tenir bon compte de cette remarque, à propos surtout de nos troisième et quatrième variétés. Les vues les plus normales ne sauraient, sans un examen attentif, dire s'il s'agit de blanc ou de jaune léger, de certains verts ou de bleus, quand ces nuances sont présentées isolément.

ractérise en disant que les sujets voient le blanc, le noir, le jaune, le rose, le bleu, mais en sentent difficilement les diverses nuances et surtout les couleurs supplémentaires.

Ici les observations ne manquent pas; plus nous approchons de la vision normale, plus leur nombre augmente; l'embarras n'est que dans le choix. Nous commencerons par deux faits (15ᵉ, 16ᵉ) établissant la transition entre la seconde et la troisième variété. Dans le premier, le rouge n'est pas encore perçu le jour; dans le second, tous les tons rouges ne sont pas également sentis.

Observation XV. — Un drapier anglais, Dickinson (de Newcastle-upon-Tyne), a raconté dans les termes suivants les particularités de son achromatopsie partielle (1) :

« Autant que je puis systématiser mon expérience, les couleurs primitives sont le rouge, le jaune et le bleu. Toutes les autres ne sont que des nuances différentes de ces trois types.

« Mon rouge type est la couleur de la cire à cacheter. Les feuilles des arbres, la teinte verte de l'herbe, surtout celle de la feuille de laurier, n'en diffèrent qu'extrêmement peu.

« Je vois le jaune et le bleu à la manière ordinaire et je confonds rarement les objets qui en sont teints, quoique bien des choses me semblent bleues, qui ne paraissent pas telles à d'autres. Un chou rouge est d'un magnifique bleu-clair, le jour, pendant que je m'étonne de le trouver rouge à la lumière de la chandelle.

« Si je regarde un cerisier dont les fruits sont mûrs, je ne distingue ceux-ci des feuilles que lorsque je suis assez rapproché pour les reconnaître à leur forme. On voit que je ne perçois nullement le vert, qui est, pour la majorité des observateurs, la couleur prédominante dans la nature. Il me paraît toujours rouge le jour, et quelques-unes de ses variétés me semblent blanches à la lumière artificielle.

« Cette anomalie date de ma plus tendre enfance, et m'a été transmise par plusieurs de mes ancêtres. »

Observation XVI. — Une personne reconnaissait très-bien les couleurs toutes les fois qu'elle pouvait établir entre elles une sorte de com-

(1) Wartmann, *Mém. de la société de physique de Genève*, t. X.

paraison. Ce qui est étrange, c'est que, voyant parfaitement le rouge, les fleurs de coquelicot, un ruban de la Légion d'honneur, un bâton de cire d'Espagne, la tranche d'un livre, une brique, du sang, elle ne pouvait apercevoir les cerises, les pommes rougettes et les cabrilles sur les arbres. Évidemment il y avait là une nuance qui la déroutait. Ce n'était pourtant pas le contraste des feuilles, ni la distance où se trouvaient ces objets, puisque notre daltonien voyait très-nettement leur forme, et apercevait de loin un de ces fruits tombés sur l'herbe; dans ce cas, il le trouvait rouge; le pré lui paraissait d'une couleur brunâtre.

Les deux observations suivantes sont de Szokalski; dans la première, c'est un médecin qui parle.

Observation XVII. — « Mon iris est bleu clair, comme chez Sommer (obs. X); je suis myope, et une disposition marquée à la nyctalopie (1) fait que je distingue mieux, le soir, des objets que d'autres personnes voient mieux le jour; je vois plus clair quand le temps est couvert. La difficulté que j'éprouve à distinguer les couleurs est innée, bien que je n'en sache pas de cas chez mes parents; nous sommes six enfants, et mon frère aîné, dont les yeux et les cheveux sont noirs, partage seul avec moi cette imperfection.

« Je regarde le jaune, le rouge, le bleu comme fondamentaux, du moins le rouge écarlate; car, pour le rose ou les autres nuances foncées du rouge, on pourrait leur substituer le bleu sans que je m'en aperçusse. Je confonds l'orangé avec le bronze, le jaune avec le vert clair; je ne vois pas si le bleu est clair, foncé ou violet.

« L'indication des couleurs est chez moi une combinaison d'esprit. Je sais qu'un objet a telle couleur, je lui compare les autres objets que je suppose avoir une couleur analogue, me formant ainsi une idée de la couleur de ces derniers. Le vert du gazon, le rouge des tuiles sont des points de comparaison; si ma mémoire est infidèle, je commets de grosses erreurs. »

Observation XVIII. — « Reinhard H., relieur, se présenta à la clinique de M. Sichel, le 4 novembre 1847, assurant qu'il lui était impossible de distinguer plusieurs couleurs, et que cette imperfection l'exposait à trop d'erreurs pour qu'il continuât sa profession..... Le chagrin profond que lui a fait sa position l'a frappé d'une certaine inertie dans ses perceptions; toute son attention, toutes ses pensées se portent sur son état et sur sa santé; c'est dans ce cercle étroit que tournent toutes ses idées..... Ses frères et ses parents ne présentent pas la même affec-

(1) Nous aurons occasion de parler plus loin de cette affection, p. 82.

tion..... Étant enfant, il peignait les arbres en rouge et les roses en bleu... il est myope : l'état de sa vision est parfait quant à la distinction des objets qu'on lui montre de près ; avec des lunettes de presbyte, il voit bien de loin. Il reconnaît parfaitement, sans hésiter, toutes les nuances de la lumière et les teintes...... ainsi que le jaune, le bleu et le rouge de l'arc-en-ciel. Mais les mélanges et les différentes nuances de ces couleurs sont confondues les unes avec les autres. Le bleu et le jaune sont toujours nets pour lui ; c'est le rouge qu'il connaît le moins.

« Il confond le vert foncé avec le brun ; le violet ressemble pour lui au bleu et au rouge, selon la prédominance de l'une ou l'autre de ces couleurs. Le cramoisi, le ponceau, le rouge de crabe, les autres mélanges bien prononcés de rouge ne sont autre chose pour lui que du rouge simple ; dans leurs nuances foncées, ils deviennent verts.

« Une rose lui paraît bleue, un souci rouge ; dans la pensée, il reconnaît deux couleurs, le bleu et le jaune.

« Deux couleurs placées l'une à côté de l'autre lui présentent des différences sans qu'il puisse dire en quoi celles-ci consistent ; isolées, elles reçoivent le même nom, surtout à la lumière artificielle, où il ne peut compter sur ses yeux, selon ses propres paroles.

« Des fautes nombreuses et une pénible expérience lui ont appris par cœur la couleur des objets qui se présentent journellement à lui ; mais c'est une simple affaire d'habitude.....

« Je lui fis répéter l'expérience de Wittloch-Nicholl, c'est-à-dire regarder quelque temps un morceau de papier coloré, puis la couleur supplémentaire qui le remplaçait, immédiatement après l'avoir enlevé. Il m'assura que le violet produisait du jaune pour couleur successive ; mais il appela bleue la couleur complémentaire du jaune qui, on le sait, est violette. Le rouge laissait après lui une tache ombrée, à laquelle il ne pouvait assigner de ton précis.

« En vain nous lui essayâmes différentes lunettes. Les verres presbytes lui montraient plus distinctement au loin les couleurs, sans lui en faire reconnaître davantage la vraie nature. Les convexes, en concentrant les rayons colorés, lui fatiguaient la vue, sans lui faire même distinguer leurs différentes actions. »

Nous pourrions ajouter l'histoire de cet enfant examiné par Nicholl (1), à 11 ans, qui ne voyait dans le spectre que le rouge, le jaune, le bleu, comme son grand-père maternel et quelques frères de celui-ci. Je

(1) *Medico-chirurgical transactions of London*, t. VII, p. 477.

renvoie également à l'observation de M. d'Hombres-Firmas, que je citerai tout à la fin de ce travail (XXVI).

— Avant d'aborder notre chapitre D, dans lequel nous allons voir l'œil distinguer difficilement les diverses teintes claires et foncées d'un même type, si nombreuses d'ailleurs et d'appellation si fugitive, recueillons-nous un instant sur les trois catégories d'imperfection visuelle dont nous a paru susceptible l'achromatopsie partielle. Il est des couleurs sur lesquelles les daltoniens que nous venons d'examiner se trompent infailliblement; ce sont celles que les sujets de notre chapitre D ne saisiront pas eux-mêmes bien sainement, et ce sont en outre le rose, le lilas, le violet, l'indigo. En négligeant les différences d'éclat des teintes, Wartmann trouve (1) que les nombres suivants expriment combien de fois chaque composante du spectre est perçue proportionnellement sans erreur :

Jaune,	100 fois.	Orangé,	12 fois.
Bleu,	100 —	Indigo,	00 —
Vert,	59 —	Violet,	00 —
Rouge,	37 —		

Le chiffre nous paraît trop fort pour le bleu, d'après notre propre statistique.

Les confusions les plus habituelles, classées par ordre de fréquence, sont :

Rouge foncé	avec	bleu foncé.	Rouge clair	—	bleu clair.
Indigo	—	violet.	Jaune clair	—	vert clair.
Bleu foncé	—	id.	Rouge clair	—	jaune clair.
Orangé clair	—	jaune clair.	Rouge foncé	—	noir.
Brun foncé	—	vert foncé.	Id.	—	brun foncé.
Bleu foncé	—	indigo.	Vert foncé	avec	violet.
Brun clair	—	vert clair.	Rouge foncé	—	jaune foncé.
Rouge foncé	—	vert foncé.	Id.	—	violet.

(1) *Mém. de la Soc. de physique de Genève*, t. XII, p. 183.

Rose	—	bleu clair.	Jaune clair	—	brun clair.
Orangé foncé	—	jaune foncé.	Jaune foncé	—	brun foncé.
Rouge clair	—	vert clair.	Bleu clair	—	violet.
Jaune foncé	—	vert foncé.	Rose	—	bleu foncé.
Jaune clair	—	brun clair.	Jaune foncé	—	brun foncé.
Brun foncé	—	noir.	Jaune foncé	—	brun foncé.
Bleu clair	—	violet.	Vert foncé	—	indigo.
Rouge foncé	—	gris foncé.	Rose	—	indigo.
Id.	—	indigo.	Vert foncé	—	gris foncé.
Rose	—	violet.	Orangé clair	—	vert clair.
Bleu foncé	—	gris foncé.	Blanc	—	vert lavé.

D. *Transition à la vision normale, non-perception des nuances délicates.* — Ici, nous ne sommes plus, à proprement parler, dans l'achromatopsie, même partielle. Nous ne saurions établir une variété spéciale, autrement la majorité peut-être des hommes serait daltonique.

La plupart des gens n'ont pas une idée bien nette des couleurs voisines; nous jugeons tous les nuances à notre façon, et souvent deux peintres n'apprécient pas dans le même ton un paysage donné. L'habileté à distinguer les différences d'ombre ou de couleurs des corps varie à tant de degrés qu'il est presque impossible de rencontrer deux individus trouvant un modèle parfait dans tous ses détails. Les uns saisissent volontiers les ombres, et leur vue ne distingue pas les couleurs voisines; d'autres, au contraire, remarquent le moindre contraste entre les nuances, tout en ne s'apercevant qu'avec peine des ombres. C'est, en un mot, le privilége d'une bien petite minorité de savoir nommer ou du moins apprécier les couleurs analogues.

Nous voulons seulement montrer combien l'achromatopsie, telle que nous l'avons considérée dans notre 3e variété, se délimite peu d'avec la vision normale.

Qui n'a rencontré un grand nombre d'individus manquant de cette science du mariage des teintes, trop connue généralement par les femmes de Paris, et qu'on voit associer des couleurs disparates, incompatibles, étonnées pour ainsi dire de se trouver réunies? Tout en cherchant parfois à perfectionner leur éducation de ce côté, ils confondent les tons voisins de coloris et égaux d'éclat. D'autres, presque daltoniens encore de ce côté, n'appréciant guère mieux le contraste des couleurs que les vrais daltoniens précités, distingueront parfaitement les nuances des étoffes, des fleurs, des tableaux quand le soleil ou le grand jour les éclaire, mais avoueront qu'à la lumière artificielle certaines de ces nuances, *immuables d'ailleurs pour les vues réputées saines*, éprouvent un changement si notable qu'ils n'en peuvent plus juger, si ce n'est par la mémoire. L'imperfection pour les couleurs tendres est surtout notoire quand elles sont présentées isolément, et non les unes près des autres.

Pour l'étude de cette transition insaisissable entre la vision saine et l'achromatopsie, il faudrait tenir compte de certaines grandes influences : du goût individuel d'abord, bien distinct du jugement, ensuite de l'éducation et de l'habitude à voir telle ou telle couleur. Sans être daltonien, chacun n'a pas assez de goût pour savoir apprécier sainement toutes les couleurs,— sans parler d'ailleurs des goûts spéciaux à un pays entier, par exemple aux femmes de Naples qui chargent leur toilette des couleurs les plus disparates, car ici il ne s'agit plus d'une individualité et nous ne saurions prendre pour forme l'appréciation des Parisiens. Le goût est d'ailleurs une chose toute relative ; la possibilité pour l'œil de distinguer certaines nuances après quinze jours, un mois d'examen serait une étude plus utile; mais jusqu'à quel point s'exerce l'influence du goût, de l'éducation, de l'habitude? c'est une appréciation délicate, qui exigerait des observations sérieuses, et dont nous n'avons trouvé trace nulle part.

Un fait plus intéressant est l'action des différents éclairages sur les couleurs : à la lumière artificielle, chacun confond certains bleus avec le vert (1), ne reconnaît pas le violet, etc. Il faudrait, ici encore, se demander jusqu'à quel point on pourait devenir apte à distinguer ces bleus en les étudiant un laps de temps suffisant : mais cette lacune reste encore à remplir, passons. Ouvrons momentanément ici une grande parenthèse, et demandons à la pathologie, à la physique quelles perturbations les couleurs peuvent éprouver de la part du grand jour ou des combustibles organiques.

Nous avons déjà vu Sommer accuser, à la lampe, de la confusion dans sa vue (obs. X), ainsi que le curé de notre observation VI (voyez aussi obs. VII, XII, XV, XVIII). Parfois, au contraire, la sensibilité aux couleurs est plus accusée à nos clartés factices : tel était le cas de Dalton et de ceux que nous avons vus pressentir la nuit certaines nuances inconnues d'eux le jour (obs. XI et XIII). Mais, en négligeant momentanément l'achromatopsie, arrêtons-nous sur l'*influence exercée, quant à la vision, par les lumières solaires ou industrielles.*

S'il nous est permis d'oublier que la perception des

(1) Les bleus dont la nuance ne se modifie pas par la lumière artificielle se nomment *bleus de nuit*. Un de ces bleus, employé sur une certaine échelle, d'après M. Kletzinsky (Dingler, *Polytechn. Journal*, 1866, p. 405), dans l'apprêt des crêpes, tulles et autres tissus légers, est du sulfo indigotate de cuivre qu'on prépare en dissolvant l'indigo, à 20°, dans l'acide sulfurique de Nordhausen, puis en saturant par du carbonate de cuivre la liqueur filtrée et étendue d'eau.

couleurs rentre seule dans notre cadre, nous citerons d'abord deux termes extrêmes : l'*héméralopie* et la *nyctalopie*, d'autant qu'on les a invoquées parfois comme cause d'achromatopsie. Les héméralopes (ἡμέρα, jour; ὄπτομαι, je vois) ne voient bien qu'autant que le soleil est sur l'horizon. Cette cécité nocturne (*amblyopia crepuscularis*), complète ou incomplète, épidémique parfois, survenant en général à la suite de fortes céphalalgies, est presque une exception dans nos pays, mais se rencontre assez fréquente dans l'Inde, en Chine, etc. (1). Rarement congénitale, sauf chez les idiots et dans les cas de rétinité pigmentaire, elle frappe épidémiquement les hommes plutôt que les femmes, quand à une mauvaise nourriture s'ajoute l'influence d'un pays humide, malsain et d'une vive lumière (2); elle atteint, par exemple, les soldats de la Compagnie des Indes, les marins voyageant sur les côtes orientales d'Afrique. Dès que le soleil vient de se coucher, un voile couvre pour eux tous les objets ; son épaisseur va augmentant, et il ne tombe qu'au prochain lever de l'astre. Aucune lumière artificielle, quelle qu'en soit l'intensité, ne peut éveiller la perceptivité de la rétine. Les milieux oculaires restant transparents, la pupille est agrandie, immobile; la rétine présente une inflammation constante (3).

(1) Voyez Rivière, thèse de doctorat, Montpellier, 1864 : *Héméralopie observée à bord de la corvette* LA CORDELIÈRE, *dans les mers des Indes.*

(2) M. Pirious (*Archiv. de méd. nav.*, novemb. 1865) attribue l'héméralopie des pays chauds à l'intensité de la lumière directe ou réfléchie, mais surtout diffuse.

(3) M. Quaglino (de Pavie) a montré que le travail pathologique de l'héméralopie réside dans la papille et ses vaisseaux, consiste en une stase veineuse avec infiltration séreuse ; on rencontre la même affection dans certaines rétinites syphilitiques, albuminuriques, pigmentaires et pellagreuses.

D'autres fois, l'héméralope aperçoit encore, la nuit, à la lampe, les objets très-brillants; les autres restent couverts d'épais brouillards. D'après nos observations, cette variété n'est pas très-rare sur notre continent chez les sujets myopes, fait encore peu connu et auquel ne s'appliquent pas les généralités ci-après.

Abandonnée à elle-même, et sauf dans les cas d'hérédité, l'héméralopie des pays chauds, dont le pronostic est peu grave, se prolonge rarement plus de un à quatre mois, mais elle peut récidiver, surtout quand elle est endémique ou épidémique.

M. Audouit (1), comme nous le disions plus haut, l'attribue à la mauvaise qualité de la nourriture, à l'excès d'aliments végétaux, à l'influence sur les constitutions chétives de travaux pénibles, d'un long séjour dans les climats malsains, de l'humidité de la nuit succédant à une vive réverbération diurne. On en a cité des épidémies sur divers vaisseaux, et même sur les armées à Montpellier, Strasbourg, Toul, Lille, etc. Elle serait endémique de mars à juillet, à Follainville, près Mantes, d'après le *Dictionnaire de médecine* en 30 volumes; mais dans une herborisation que je fis à ce pays, avec mes élèves, le 12 juin 1864, et que j'ai publiée dans mes comptes-rendus (*Courrier des sciences* du 25 juin), il m'a été impossible d'en trouver actuellement trace.

Observation XIX. — J'ai observé il y a deux ans, à l'Hôtel-Dieu, au nº 20 de la salle Saint-Jean (clinique de M. Maisonneuve), un ancien soldat, Bracquart, depuis longtemps privé de l'œil droit à la suite d'une inflammation de la cornée qu'il aurait contractée en Algérie, au service, concurremment avec les fièvres intermittentes. Un soir, dit-il, il vit

(1) *De l'héméralopie observée dans les voyages de circumnavigation.* — *Archives d'ophthalmologie*, t. IV, p. 80. Voyez aussi sur *l'héméralopie et son traitement*, M. Colin, Thèse de Paris, 1865, nº 281.

« descendre une draperie mobile » devant son œil resté sain, et. dès ce moment, il cessa de distinguer les objets à la clarté artificielle. Depuis qu'il est revenu en France, cette héméralopie ne le tourmente guère qu'à chaque changement de saison : il voit alors les lumières vives, mais sans percevoir le corps qu'elles éclairent; un bec de gaz existe pour lui, mais sans support. En même temps, il accuse de la pesanteur de la tête et un malaise général. En tout temps d'ailleurs, même aujourd'hui, sa vue est plus confuse le soir que le jour.

En Russie, nous connaissons, dans le gouvernement de Tambow, sur la limite des districts de Kaslow et de Marchansk, une localité où beaucoup de paysans, à intervalles variés, ne voient absolument rien le soir. C'est un lieu d'ailleurs fort malsain, entre deux rangées de petites collines; à côté de vastes champs de 20 à 30 kilomètres de distance, il y a là de nombreux *bourbiers* comme on n'en rencontre qu'en Russie. Vous chassez le canard ou tel autre des nombreux gibiers de l'endroit, et votre chien s'enfonce sur ce sol mouvant qui tremble au loin devant vous, sol recouvrant çà et là des sortes de lacs souterrains qui vous engloutiraient à coup sûr, si vous marchiez sans précaution ou sans la légèreté des gens de l'endroit. La fièvre intermittente règne avec une extrême gravité dans ces régions marécageuses.

Ces faits sont d'ailleurs loin d'être rares dans l'empire moscovite. Un professeur de mes amis, M. W..., de Moscou, prit l'an dernier un cocher qui commença le premier soir par le verser. On crut à l'ivresse; mais quand on le vit accrocher les voitures chaque fois qu'il conduisait à la nuit, il fallut bien le congédier.

Tenir l'œil soigneusement fermé, laisser le sujet au repos, l'alimenter, lui prescrire l'huile de morue, le changer de climat, d'habitation et de régime, telle est, ce nous semble, la meilleure médication de l'héméralopie.

La *nyctalopie*, dont quelques rares daltoniens se sont trouvés atteints (obs. XVII, pag. 73), est l'affection contraire. C'est une cécité diurne, périodique, une vue de hibou, comme on dit, puisque chez certains oiseaux la vue, normalement confuse le jour, ne revient qu'au coucher du soleil, d'autres, au contraire, ne voyant avec netteté qu'à partir de ce moment. Déjà connue d'Hippocrate, qui créa le nom (νύξ nuit; ὄπτομαι, je vois), la nyctalopie est plus rare que l'héméralopie; elle semble dépendre d'une extrême sensibilité de la rétine ou de l'iris, d'où le resserrement de l'ouverture pupillaire. On a trouvé, d'ailleurs, cet orifice dilaté. Les auteurs citent également, parmi les lésions concomitantes, des taches sur la cornée ou dans le cristallin, un défaut de pigmentation dans la choroïde. La cause de cette affection est, au reste, généralement insaisissable; la guérison est des plus difficiles; la marche, la durée, le pronostic sont à peu près les mêmes que pour l'héméralopie.

L'histoire cite quelques nyctalopes fameux, l'empereur Tibère par exemple et les frères Scaliger pour qui la nuit la plus profonde n'avait que des clartés.

Mais passons à l'autre extrémité de l'échelle, aux vues normales et bien organisées. Chacun sait qu'il existe pour elles-mêmes des changements dans les couleurs à la lumière artificielle. Le rouge perd de son intensité, témoin celui que les acteurs se répartissent sur le visage pour le besoin de la scène. Ils sont obligés de forcer le rouge et d'en rehausser la vivacité par du blanc, trop souvent encore à base de carbonate de plomb (céruse, blanc d'argent), par parenthèse. Ceux qui négligent de se farder paraissent d'une pâleur extrême et même d'une lividité de mort. Mêmes stratagèmes obligés pour les décors de théâtre. Qui ne sait également que madame une telle, plus rose le jour, perd de sa fraîcheur la nuit; telle autre, brune sans doute, quitte, à la lumière des flambeaux, son teint blême ordinaire pour paraître presque belle? Sans être peintres, irez-vous visiter le soir une exposition de tableaux? N'avez-vous pas remarqué que certaines nuances deviennent confuses, — bleu, indigo, lilas, par exemple, — que les nuances les plus tendres perdent leur riche délicatesse, que beaucoup de tons empruntent à nos clartés artificielles un certain reflet rouge? Est-ce enfin le soir, s'il faut encore des exemples, qu'on ira choisir certaines couleurs pour vêtements ou pour ameublements, des rubans, des tableaux, des papiers peints, etc.? Prenez des bois de couleur, des pains à cacheter même, observez-les le jour à la lumière blanche, puis fermez les volets d'une chambre noire, et vous jugerez combien les teintes se modifient aux feux de nos hydrocarbures.

D'ailleurs, ces étranges perturbations dans les couleurs de la part de la lumière du gaz, des lampes, de la bougie, n'ont pas encore été étudiées avec tout le soin qu'elles comportent. Il y a là, et une action physiologique et un phénomène en partie physique d'absorption, d'extinction. M. Nicklès (de Nancy), a fait, sur ce dernier côté du sujet, une intéressante leçon (1) dont nous donnerons le résumé, tout en faisant remarquer que le savant chimiste ne tient peut-être pas assez compte des données du contraste.

Vert au grand jour, le perchlorure de manganèse

(1) *Revue des cours scient.*, 23 février 1866, et *Annales de chimie et de physique*, même année.

éthéré paraît noir à la lumière du soir. La liguline, ou dissolution de troène, est d'un beau rouge cramoisi; or, traitée par des eaux contenant du bicarbonate de chaux, elle passe, le jour, à un bleu qui semble du rouge aux feux du gaz; sous l'action de l'azotate de chaux, la même liqueur devient encore bleue le jour, mais verte le soir; la teinte bleue ne change pas, au contraire, quand elle a été développée par le bicarbonate de potasse.

Ces virements de la liguline et du chlorure manganeux ne se produisent plus à la lampe au magnesium, alors même que les bougies ou le gaz continuent à brûler : au contraire, les diverses couleurs ressortissent, à la clarté du magnésium, avec leurs nuances les plus délicates (1). — Ce fait n'implique pas, d'ailleurs, l'absolue identité des lumières magnésique et solaire; en appliquant aux couleurs éclairées par la première les procédés d'analyse délicats dont M. Chevreul a doté la science, on trouvera sans doute une différence dans les tons, car les feux du magnésium sont beaucoup plus blancs que ceux du soleil et donnent un spectre différent. — Les diverses nuances d'un tableau, disparus avec le gaz même employé à profusion, s'accuseraient également à la lumière électrique, d'après M. Chevreul (2) : si bien qu'à l'une ou l'autre

(1) M. Sayers a proposé récemment un mélange pyrotechnique pour lumière artificielle permettant, sinon le tirage d'un portrait comme avec le magnesium, au moins la reproduction d'un paysage, d'une décoration. Il suffit de prendre 200 grammes, bien desséchés, de :

Nitrate de potasse,	24 gr.
Fleur de soufre	1
Sulfure rouge d'arsenic	6

Les clichés ainsi obtenus sont fortement négatifs, très aptes au tirage des positifs.

(2) *Académie des sciences*, 8 janvier 1866.

de ces deux lampes, électrique et magnésienne, un peintre pourrait travailler de nuit sans craindre d'être surpris le lendemain de l'assemblage des couleurs qu'il a fait la veille à son insu. Les trois lumières, solaire, magnésienne et électrique, permettent ainsi de voir également les tons du jaune et du blanc, ce qui est le criterium de l'impuissance d'un éclairage à modifier les couleurs.

Les effets d'extinction dont nous venons de parler tiennent à ce que nos agents d'éclairage ont une flamme jaune incontestable, — par suite du sodium qu'ils renferment, sodium que l'analyse spectrale a pu décéler, et qui provient de la mèche, de la houille, de l'air (1). Rappelons-nous ici la théorie des couleurs composées : nous comprendrons que, si une flamme jaune éclaire du bleu, elle peut produire du vert. Frappe-t-elle une nuance complémentaire du jaune, elle donnera du blanc quand le corps est capable de réfléchir, — du noir s'il absorbe les rayons (voy. p. 20); ce qui revient à dire que cette flamme dénature les couleurs en fonçant les unes, en éteignant les autres.

Prenons du manganate de baryte (beau vert), du biiodure de mercure (magnifique orangé), du jaune de chrome : ces couleurs sont belles encore à la clarté du gaz, bien que les lumières solaire ou magnésienne leur rendent meilleure justice.

(1) Ces idées sont classiques depuis les mémorables travaux de MM. Bunsen et Kirchoff, et bien qu'on ne sache pas parfaitement encore à quel état les corps se trouvent quand on les met dans une flamme. On pourrait objecter que M. Fizeau a fait brûler du sodium dans l'oxygène pur, sans obtenir la flamme jaune caractéristique. Mais cette expérience n'est pas contradictoire ; il faut songer que, dans ce cas, le jaune sodique est éteint par l'incandescence du noyau lumineux.

Maintenant regardons-les sous la lueur d'une lampe à alcool saturé de sel marin, ou bien à la flamme du gaz (ou d'une bougie) chargée de sodium métallique : le vert devient noir, le rouge et le jaune sont blancs. Antipode du magnésium, le sodium est l'ennemi des couleurs quand il se trouve dans une flamme; il les éteint, dit M. Nicklès, ou les réduit, en général, au blanc, au noir ou à un mélange des deux, le gris. Mais si la flamme est moins riche en ce métal, elle ne produira qu'une extinction partielle : voilà pourquoi les couleurs restent, la plupart, visibles à la flamme du gaz ou de la bougie, tout en recevant des reflets ou des atteintes inévitables. La lumière du soleil, plus jaune que celle du magnésium, sans doute à cause du sodium qu'elle renferme, fait moins bien ressortir les détails d'une peinture; saturée de sodium, la flamme magnésique jaunit elle-même et altère les couleurs — au moins momentanément — car il reste toujours ici, comme dans l'arc électrique, un noyau incandescent assez vif pour dominer le jaune sodique.

Par absorption, la lumière sodique rend noirs la plupart des verts (acétate de cuivre, vert de chrome; le vert de Schweinfurt, des abat-jour, fait exception) et des rouges (réalgar, iodure mercurique, ocre, brome, iode, phosphore rouge, sang artificiel ou sulfocyanure ferrique); au contraire, l'eau iodée ou bromée (rouge) et le bromo-bismuthate d'ammonium (beau jaune) y paraissent incolores. Quelques bleus bravent impunément cette lumière (p. 78, note); nous avons vu cependant le bleu de troène s'anéantir; l'outremer et le bleu de Prusse deviennent noirs avec reflets violets; le bleu d'aniline en masse paraît noir, dissous il semble violet.

Sous cette lampe à sel, les carnations disparaissent,

les mains et la figure se teignent d'un vert livide, les lèvres d'un bleu-violet, d'une teinte cyanosée, d'une couleur de cholérique; le bleu des veines persistant donne, avec le jaune sodique, une teinte verte à la peau. Ce fait avait été utilisé déjà par certains alchimistes du moyen âge pour frapper l'imagination (1) et il est connu d'ailleurs de quiconque a vu flamber un punch ou un pudding; on le voit se reproduire chez les ouvriers des forges au moment où ils travaillent dans la fournaise chauffée au bois, par suite de la soude contenue dans la castine, les scories ou les cendres. Heureusement les flammes domestiques ne sont pas saturées de sodium. Elles restent d'ailleurs assez jaunes encore pour constituer du vert avec quelques bleus. Ainsi s'explique comment certaines étoffes bleues paraissent vertes le soir, comment dans la pièce la mieux éclairée une robe verte pourra se distinguer difficilement d'une bleue: le vert, en effet, se trouve quelque peu noirci, et le bleu forme du vert avec la lueur jaune de nos combustibles.

Tel est à peu près le côté, je dirai presque physique, de l'importante question des modifications de la couleur par les divers éclairages, tel au moins que M. Nicklès l'a compris, trop exclusivement peut-être. Ces expériences finissent par être fatigantes : M. Nicklès a dû les suspendre. L'œil est si peu fait pour ces flammes mono-

(1) Cette expérience sur la lumière monochromatique du sodium a été faite en grand à l'une des lectures de l'Académie de musique de Brooklyn (Amérique), en 1866. Le fond d'un réservoir parcourant toute la salle avait été recouvert d'une couche de sel de 0, 02 d'épaisseur, on l'arrosait de plusieurs gallons (le gallon vaut 4 litres, 54) d'alcool. Quand celui-ci était enflammé, le visage du professeur cessait de porter les couleurs de la vie, et la grande salle se montrait remplie de figures de morts. (*Les Mondes*, 1866, n° 65).

chromatiques qu'après y avoir séjourné quelque temps au milieu de la chambre obscure, il ne juge plus comme de prime abord : ainsi la chlorophylle d'un bouquet de feuilles y paraît d'abord blanche, mais on finit par la voir bleue, et la main elle-même se revêt de la même teinte.

Le côté purement physiologique reste tout entier à élucider, et c'est la partie la plus délicate. Il y a là des phénomènes mal connus de contraste par suite de l'influence spéciale des reflets particuliers à chaque flamme, etc. M. Chevreul s'est fait construire, aux Gobelins, un appareil lui permettant de voir concurremment une même couleur à trois lumières différentes. Quand on y regarde un papier blanc, il semble blanc à la lumière solaire, jaune orangé à la clarté de nos bougies ou du gaz ; cependant on sait que, vu isolément avec ces carbures d'hydrogène, il redevient parfaitement blanc. Les feux du gaz sont moins orangés que ceux de nos huiles ; les substances blanches qu'ils éclairent n'ont dès lors pas la même teinte pour un œil expérimenté, attentif. Si nous exprimons par 1 le blanc d'une statue vue au jour, on trouve environ 90 ou 80 pour la couleur orangée de cet objet observé au gaz, et 100 quand on l'examine à la lampe. M. Chevreul croit que la lumière du soleil est elle-même colorée, orangée, tandis que la lumière électrique tirerait sur le bleu. Les diverses lumières, par leurs teintes propres, ne sauraient rester sans action sur la manière dont notre œil perçoit les couleurs, et elles s'influencent en outre les unes les autres quand elles sont en présence. Qu'on se promène dans Paris un jour de fête nationale, le gaz paraît rouge si, non loin, brûlent quelques feux de Bengale verts, alors que, ces feux cessant, il redeviendra blanc et fera ressortir le ton rouge de la lumière des lampions.

— Quoi qu'il en soit, on ne saurait nier l'influence que la clarté artificielle exerce sur la perception des couleurs par les vues les mieux constituées ; la lumière, plus jaune ou plus rouge des lampes, modifie les teintes et les reflets. *Mais ces variations, légères d'ailleurs, se remarquent également pour presque toutes les couleurs*, tandis que, — chez les individus dont nous essayerions presque de faire une quatrième variété parce qu'ils n'ont pas encore la vue normale, certaines couleurs changent *seules* ou se confondent avec les autres à l'éclairage du soir. Le rouge, le pourpre, le violet, le vert paraissent brunâtres ; une même dégradation brune recouvrira le tapis d'une table, le maroquin rouge d'un porte-monnaie, la tranche rouge d'un livre. Ces sujets pourront bien dire encore la vraie couleur des objets par expérience et mémoire ; mais se trouvent-ils en présence de corps qu'ils voient pour la première fois, ils hésiteront, et leur trouble trahira celui de leur vision. Nous connaissons un oculiste distingué de Paris qui, *le soir*, ne peut discerner une lanterne verte d'une bleue. Le plus souvent d'ailleurs, ce seront, comme pour les vues normales, les nuances tendres, composées, de mode, qui échapperont à l'œil, ou dont l'appréciation ne sera tentée qu'avec hésitation. La même incertitude peut persister au plein jour, tout en ne suffisant pas à faire admettre l'achromatopsie proprement dite.

Le Dr Potton (1) dit que beaucoup de négociants en soie ou teinture, à Lyon, connaissent des jeunes gens pleins de bonne volonté, mais incapables d'harmoniser,

(1) *Annales d'ophthalmologie*, t. II.

de ménager des associations de diverses nuances, de créer des dispositions selon les règles et la connaissance de l'art. La loi du contraste des couleurs n'existe pas pour eux, leur jugement ne pouvant s'exercer que sur un trop petit nombre d'éléments essentiels. Comme ils n'ont pas idée de l'échelle chromatique, il leur est impossible d'établir une saine et suffisante comparaison.

En vérité, et tout en faisant la part de l'éducation, l'on ne saurait dire ici que le manque de goût *dépend exclusivement de la fausseté du jugement*. Il y a en plus perception imparfaite. Pour arriver au beau, il faut non-seulement de la justesse d'esprit, mais aussi un coup d'œil pénétrant qui n'omette rien dans les rapports harmoniques des œuvres de l'art. Le cas de M. Thuvé, dont nous parlons en note trois pages plus loin, montre bien qu'on peut, en possédant le sentiment de l'art, rester inapte à certaines perceptions colorées délicates.

M. Potton cite encore une dame qui, dans sa mise, dans tous les ornements accessoires qu'elle portait, dans le choix de ses rubans, de ses fleurs ou autres colifichets, trahissait une discordance choquante : sa vue ne savait pas déterminer, dans les ajustements principaux, la disconvenance des rapports. Voyez du reste : parmi les fleuristes, les modistes, les couturières, presque toutes feront sagement ce qui est tracé ; mais combien seront capables de se passer de guide et de surveillance ? Les impressions extérieures de ces femmes ne sont pas toujours assez vives, assez justes pour donner naissance au sentiment du beau. Lorsque l'appréciation parfaite des couleurs manque, on ne peut arriver à un arrangement harmonique dans leurs associations principales suivant les règles de l'art ou les combinaisons de la mode.

— Sans entrer dans d'autres détails, reconnaissons combien l'achromatopsie est variée dans ses degrés, depuis l'individu qui ne connaît rien au delà du blanc et du noir, ou qui n'a jamais perçu que le jaune, ou qui vous nommera bleus les rideaux rouges d'une chambre, jusqu'au sujet, non daltonien sans doute, mais dont la vue, presque normale pour les couleurs pendant le jour, cessera de l'être le soir, ou bien qui, abstraction faite du goût et de l'éducation, ne sera pas susceptible de saisir les nuances délicates.

Qu'il me soit permis, en terminant, de faire observer que l'inégalité dans nos jugements sur les couleurs ne paraît pas une des causes multiples susceptibles d'expliquer les différences bien connues dans la manière de peindre des diverses écoles : flamande, italienne, française, etc. Les uns préfèrent, il est vrai, les fonds gris, d'autres les rouges, les bleus ; mais ici, il s'agit non plus particulièrement d'un individu, d'une idiosyncrasie ; il s'agit d'une perception partagée par un grand nombre et relevant en grande partie de l'influence sociale extérieure. — Certainement l'interprétation des couleurs n'étant pas identique pour tous les yeux, nous concevons pourquoi quelques-uns chercheront ou éviteront telles ou telles nuances. « Les variétés, dit M. Élie Wartmann (1), dans la manière dont les diverses teintes sont jugées, expliquent plusieurs phénomènes psychologiques. Le sentiment harmonique des couleurs n'étant pas le même pour tous les hommes, on comprend que quelques-uns préfèrent certaines nuances. Ceci rappelle l'excitation que l'écarlate produit chez un grand nombre d'animaux » (combats de taureaux).

(1) *Mémoires de la société de physique de Genève*, t. XII.

Mais il ne faudrait pas exagérer la portée de cette remarque et l'étendre à tout un ensemble d'observateurs. Sans doute que tous les peintres ne voient pas également les couleurs, et, — s'il n'existait une certaine somme d'individus, étrangers d'ailleurs à la peinture, pour qui le coloris est régulièrement senti, — il serait impossible d'apprécier la notion plus ou moins exacte que tel ou tel artiste se fait du monde extérieur. Mais on doit aussi tenir compte des systèmes philosophiques et des penchants, alors surtout qu'il s'agit d'une école tout entière; les idées se trahissent, même chez l'individu en particulier, par des sensations analogues : les gens sensualistes verront, en général, les couleurs plus belles, moins rabattues.

« La nature extérieure, dit un critique, n'a de formes arrêtées que celles que nous lui prêtons; c'est notre œil qui en mesure la grandeur, et la revêt de ses couleurs. C'est notre œil qui en précise la sonorité, et qui forme de ses mille bruits épars un concert harmonieux. Aussi change-t-elle d'aspect et de forme avec la disposition morale où nous nous trouvons. »

L'observation ne paraît-elle pas applicable dans bien des cas, sinon à toute une école, au moins à tel peintre en particulier? L'harmonie d'un coloris reproduit le plus souvent une individualité. Dans un conte d'Hoffmann, le diable, déguisé en homme, se tient debout derrière un artiste qu'il regarde peindre un paysage, et lui dit : « Mon ami, vous êtes amoureux. — A quoi voyez-vous cela? — A la manière dont vous peignez ces arbres. »

Fréquence de l'achromatopsie. — Les daltoniens sont plus nombreux qu'on le croirait, en ne comprenant d'ailleurs pas dans leur nombre notre 4e variété. Parmi nos amis, nous en avons peut-être, sans le savoir, qui cachent avec soin cette infirmité dont ils sont honteux, évitant de se prononcer sur les couleurs, de peur de la faire découvrir. L'amour-propre les pousse au secret que l'exercice, l'éducation, l'habitude leur permettent de conserver. La plupart des hommes atteints de cette mystérieuse bizarrerie visuelle passent pour avoir et ont en effet une excellente vue ; ils aperçoivent les objets de très-loin, et voient parfaitement ceux qui se trouvent à leur portée : contours, reliefs, ombres, rien ne leur échappe, et cependant ils sont privés plus ou moins du secours qu'offre la diversité des couleurs, du charme qu'elle a pour les yeux.

En outre, si ce défaut de la vision est si peu connu que beaucoup de médecins, même aujourd'hui, je n'ose pas dire en ignorent encore l'existence, mais n'en ont jamais observé le moindre cas, c'est que ceux qui en sont atteints ne le soient parfois eux-mêmes, faute d'occasion de reconnaître leurs bévues (1) ou même, si le mal est léger, appartiennent à des professions semblant exclure l'achromatopsie (2).

Bien que ce soit là une de ces affections pour lesquelles on fréquente peu les cliniques, l'achromatopsie est assez

(1) Sommer raconte lui-même l'anecdote avant laquelle il ignorait son imperfection visuelle. Il se trouvait dans une rue très-fréquentée, quand il vint à pleuvoir : en voyant s'ouvrir une foule de parapluies (les parapluies étaient encore d'étoffe rouge), il s'écria, à la grande hilarité de ses amis : «C'est comme un beau ciel bleu.» — Nous avons vu le curé de notre observation VI ne s'apercevoir qu'accidentellement de son daltonisme, ou plutôt ne pas s'être trouvé antérieurement dans la nécessité de l'avouer. Nous avons enfin vu le Dr Noël ne se reconnaitre daltonien qu'à 18 ans, et fortuitement.

(2) M. Chevreul me cite le fait suivant : En 1843, il fit la connaissance de M. Thuvé, chef d'une célèbre maison de rubannerie, et qui, pendant vingt ans, fit la mode à Paris. Or, un homme ne tient pas la mode aux abois

commune à Paris pour que nos grands oculistes ne daignent plus en relever les observations, sachant surtout qu'elle est incurable. Les cliniques anglaises comptent beaucoup plus de daltoniens encore.

Dalton estimait le nombre des daltoniens de 8 à 12 pour 100. Kelland, sur 150 étudiants qui suivaient ses cours de mathématiques, en a vu 3 ne pouvant discerner le rouge du vert. Prévost dit 1 pour 20, Seebeck mentionne 5 cas sur 40 habitués d'un gymnase de Berlin. Wilson a compté 1 daltonien sur 30 à 35 étudiants d'Édimbourg, et 1 sur 17 à 18 soldats de la même ville : ces chiffres sont à prendre en considération, car il a expérimenté sur 1154 hommes de troupe.

On peut adopter, pour moyenne des daltoniens, 1 sur 25.

Étiologie. — La seule cause vraiment connue de l'achromatopsie, telle que que nous l'avons définie, c'est l'hérédité.

L'hérédité, comme l'a montré Szokalski, a lieu par les femmes, par les descendances féminines. Elles en reçoivent le germe de leur père et le transmettent à leur fils. On connaît à peine quelques observations (Scott, *Philosophical transactions of the royal society of London*, notamment; notre observ. IV peut-être, etc.), où la transmission eut lieu par le père.

Les femmes transmettent, mais, — à notre quatrième

quand il n'a pas de goût, et le goût est qualité rare, même parmi les tailleurs, les modistes, les couturières. M. Thuvé composait lui-même ses rubans, qu'il donnait à exécuter à Saint-Étienne. Et cependant il avait toujours des doutes sur certaines combinaisons chargées de couleurs; il ne connaissait pas le violet quand on le lui montrait séparément, tout en le percevant dans le cercle chromatique; isolément le bleu-violet lui semblait gris. (Voy. la note de la p. 7).

variété près, que nous avons vue se confondre avec la vision normale, — elles restent indemnes. Toutefois, il existe des exemples, rares il est vrai, faisant exception. Tel est le cas remarquable cité par Florent Cunier (1).

Observation XX. Il s'agit d'une dame belge, de Mons, incapable de discerner le bleu foncé d'avec le cerise. Sa mère et ses deux sœurs offraient la même imperfection. De ses six enfants, son fils voyait comme la majorité des hommes, mais ses cinq filles héritèrent de son défaut visuel. L'aînée de ses filles eut quatre enfants, dont deux filles présentant encore le daltonisme de leurs mère et grand'mère. La seconde mit au jour un garçon et une fille, celle-ci également daltonienne. La troisième n'engendra qu'un garçon qui perçut correctement les couleurs. La quatrième ne se maria pas. La cinquième laissa un fils myope, mais jugeant sainement de toutes les teintes du spectre. — Ici, bien que l'observation pèche par les détails, la transmission exceptionnelle sur les femmes est flagrante.

Donc, en général, affection innée, héréditaire par les femmes ; cause prédisposante bien établie, le sexe masculin. Je ne sais en vérité pourquoi M. Fano, à la page 53 du tome II du Traité de Vidal (de Cassis), fait l'achromatopsie plus commune chez les femmes. Un fait inattendu est même à remarquer, c'est que l'homme paraît plus sujet aux diverses anomalies de la vision ; nous en verrons tout à l'heure une application à propos de la pseudochromesthésie.

D'ailleurs, comme les autres affections héréditaires, l'achromatopsie n'est pas fatale : elle n'atteint pas nécessairement tous les enfants mâles d'une même famille, par cela seul que le père maternel en a été affecté.

Heureusement, en outre, comme pour toutes les im-

(1) *Annales d'oculistique*, t. I, p. 417, 1839. — Les autres observations d'après lesquelles une femme aurait été affectée de daltonisme sont vagues et écourtées : telles sont celle de d'Hombres-Firmas qui la rapporte par ouï-dire, celle de Butter, de Scott, de Wittloch-Nicholl. Wilson cite six cas d'achromatopsie chez les femmes.

perfections transmissibles, l'innéité vient, tôt ou tard, arrêter cette influence avunculaire se propageant pendant plusieurs filiations seulement. Il paraît probable cependant que, dans les familles daltoniennes, si quelque membre a échappé à l'hérédité, il pourra devenir achromatopse sous l'effet d'une cause déterminante. Témoin le sujet de notre observation XXV. Deval (*Maladies des yeux*) raconte le fait suivant : « Sous l'influence d'une hémiplégie et d'une amblyopie double, Poiré, horloger, presbyte, perdit la faculté de discerner le rouge ; il voyait en jaune le pantalon garance des soldats. Son père n'avait jamais pu distinguer le rouge. »

L'achromatopsie intéresse constamment les deux yeux à la fois, fait important pour le diagnostic.

Toutes les autres causes invoquées à la charge du daltonisme sont incertaines. Ainsi, les yeux bleus ne paraissent pas plus atteints que les noirs, les myopes plus que les presbytes ; ainsi encore, c'est accidentellement, chez un ou deux sujets tout au plus, qu'on a constaté un cercle gris autour de la pupille et sur un iris gris, de la mydriase ou dilatation permanente de la prunelle, une opacité derrière cet orifice, de la nyctalopie, de l'héméralopie, de l'hémiopie, trois affections dont nous avons dit un mot précédemment, etc.

L'achromatopsie frappe indistinctement toutes les classes de la société. Je me souviens encore d'une soirée d'intimes chez Horace Vernet ; ce grand maître racontait comment l'empereur de Russie, Nicolas, ne pouvait distinguer certaines couleurs et avait, par suite, modifié à plusieurs reprises l'uniforme de ses armées.

On pourrait se demander si l'achromatopsie est plus commune en Europe, dans la race blanche que dans les autres races ; enfin si, comme on le crut longtemps pour la syphilis, c'est une maladie des temps modernes.

Songez que les daltoniens ignorent souvent eux-mêmes l'imperfection de leur vision, et vous ne vous étonnerez pas si les auteurs anciens et les voyageurs des contrées exotiques ne font pas allusion à l'achromatopsie. Il est plus vraisemblable de croire à un défaut d'observation qu'à l'existence exclusive aux Européens de cette étrange perversion des sensations colorées. En Europe, bien que les études sur ce sujet n'aient pas été partout poursuivies avec une égale attention, il paraîtrait, d'après Szokalski du moins, que les individus de provenance romaine, comme les Français, les Espagnols, les Italiens, sont plus indemnes que ceux d'origine germanique : Suisses, Anglais, Allemands. Il est certain, d'après nos propres relevés, qu'on compte plus de daltoniens en Angleterre qu'en France.

Diagnostic. — A vrai dire, l'achromatopsie, telle que nous l'avons définie, ne peut se confondre avec aucune autre anomalie, ni avec aucun état morbide de l'œil, pas même avec les cas acquis dont nous aurons à parler, et qui se relient toujours à un certain degré d'amblyopie. Voyons cependant dans ces deux sortes de troubles visuels, ceux qui auraient quelque rapport avec notre sujet. Ce sera l'occasion de dire un mot d'autres affections oculaires intéressantes, et dont l'étude serait peut-être capable d'éclairer l'origine si mystérieuse de la cécité des couleurs. Nous terminerons en nous occupant de l'achromatopsie acquise, qui se rapporte plus spécialement à notre sujet.

Il sera facile de discerner l'achromatopsie d'avec les *couleurs accidentelles*,—visions colorées *anormales*, momentanées, non permanentes, consécutives à l'éblouissement par une lumière vive, dues à une réaction plus ou moins lente de la rétine congestionnée, et généralement distinctes du phénomène du *contraste successif* (p. 26), parce que ce dernier est un fait normal comme le contraste simultané et le mixte. Chacun peut se donner, dans des conditions bien connues, ces sensations colorées anormales, d'une *manière intermittente et pendant un temps limité* (ce qui distingue ce phénomène de la *chroopsie*). Ainsi, chaque fois qu'on regarde fixement un objet éclairé placé sur une surface de teinte sombre, ou bien encore le soleil, puis qu'on ferme les yeux pour les porter ensuite rapidement sur un autre fond de couleur blanche, l'on ne tarde pas à percevoir une image plus ou moins nette de l'objet contemplé d'abord, mais offrant des teintes irisées ou parfois, comme dans le contraste successif, une couleur complémentaire. Après avoir considéré un carré de drap rouge sur un fond noir, vous voyez, les yeux clos ou portés sur un carton blanc, une image verte (1). — C'est ce que Buffon nomme le *phénomène des couleurs accidentelles*, mot fort impropre, car il n'y a là *rien d'accidentel*, c'est une loi dont on ne connaît pas encore assez la formule. Les couleurs que j'appellerai *consécutives* avec plus de raison, cessent au bout d'un certain temps (variable avec l'intensité lumineuse et la durée de la contemplation), pendant lequel on voit l'impression primitive remplacer alternativement l'impression secondaire. Ces visions prennent encore naissance quand l'œil, fatigué par l'observation prolongée d'un

(1) La fatigue de la rétine est loin, je le répète, de donner toujours la couleur complémentaire. Un botaniste de mes amis, M. Pét..., de Moscou, après une lecture attentive de plusieurs heures, voit le passage qu'il lit teint de vert et se détachant sur un fond tout noir. Ce vert s'expliquerait peut-être d'ailleurs par la teinte orangée de nos éclairages usuels (p. 88).

objet coloré et fortement éclairé, examine un autre objet d'une couleur différente, fait analogue, mais non complétement identique à celui du *contraste mixte*, dont nous avons parlé dans notre avant-propos. Ces fantasmagories colorées, perceptions *subjectives* comme les nomment les Allemands (voyez note 2 de la page 22), physiologiques comme dit Gœthe, s'observent aussi quand les yeux se ferment après avoir contemplé des objets blancs : « On voit alors plusieurs couleurs, une centrale qui s'efface peu à peu à partir du bord, et tout autour des couleurs irisées qui s'étendent vers le centre (1). »

L'abbé Laborde a étudié récemment (*les Mondes*, 1866, n° 14) un phénomène particulier paraissant se rattacher au fait de couleurs consécutives : « Quand un point lumineux frappe le regard et disparaît tout à coup, la sensation qu'il a produite ne s'éteint pas subitement; elle persiste dans l'œil un tiers de seconde, d'où les phénomènes qui s'expliquent par la persistance des impressions lumineuses... Dans la lumière blanche, les couleurs les plus réfrangibles (avant-propos, p. 6) paraissent plus persistantes que les autres et de plus elles agissent avant les autres, en sorte que l'œil décomposerait la lumière blanche en dispersant ses couleurs *sur divers temps*, de même que le prisme la décompose en les dispersant *sur différents points.* » Faisant tourner un disque de métal qui reçoit de la lumière solaire, et regardant d'un seul œil, l'auteur voit « l'image blanche envahie successivement par le bleu, le vert, le rose, le

(1) Seguin, *Comptes-rendus de l'Acad. des scienc.*, 1858 — Voyez encore, sur les couleurs accidentelles: *Comptes-rendus de l'Institut*, 1851 (2e p., p. 642), 1852 (1re p., 767, et 2e p., p. 476); 1858 (2e p., p. 198); *Observations de physique*, journal (1745, p. 175, 273, 291, et 1787, p. 407), etc.

blanc, le vert, le bleu. Après le dernier bleu, et par des vitesses toujours croissantes, il n'aperçoit plus qu'une surface blanche. Toutes les couleurs commencent sur le contour de l'image, sauf le dernier bleu qui naît au centre. »

La *chromopsie* (χρῶμα, couleur; ὀπτεσθαι, voir) ou *chroopsie* ou *vision colorée des objets incolores*, improprement nommée parfois *chrupsie*, est une sensation de l'œil bien distincte de l'achromatopsie, si l'on se rapporte à notre définition. Ici il y a soit trouble dans les organes chargés de réfracter la lumière, soit action spéciale d'un agent morbide introduit dans le sang, soit enfin affection inflammatoire de l'œil. Le sujet a perpétuellement des impressions colorées, mais défectueuses. Les objets, quels qu'ils soient, sont jaunes ou verts ou bleus, ou entourés d'un arc-en-ciel. On peut citer comme exemple la chroopsie de l'ictère, des alcaloïdes, de la santonine. La chroopsie s'observe quelquefois en effet dans la jaunisse. Rostan l'admettait. Frerichs, dans son savant *Traité des maladies du foie*, mentionne des ictériques voyant tout en jaune. Consécutivement à l'ictère grave, les malades peuvent aussi voir tout en jaune.

Ce sont là d'ailleurs des faits très-rares, que souvent l'on conteste même encore (1). Cependant, puisque le sang, infecté par la bile, déverse alors, dans toutes les sécrétions, la matière colorante du liquide hépatique, on ne comprend pas pourquoi les milieux de l'œil ne seraient pas pénétrés par le même pigment biliaire. Nous avons voulu nous renseigner à cet égard.

Sur plusieurs recherches cadavériques faites avec

(1) M. Galezowski (*Thèse*, 1866, p. 49) en mentionne trois cas fort concluants.

soin, les unes sont restées négatives ; deux fois seulement il nous a été donné de développer, avec l'acide azotique, la teinte verte caractéristique, dans l'humeur aqueuse. D'autre part, en interrogeant un grand nombre d'ictériques, nous croyons être arrivé à ce résultat que, si l'ictère débute brusquement, le malade est exposé à voir jaune dans les premiers moments. Il se passe là un phénomène que nous comparerions volontiers à la sensation d'un individu qui, portant tout à coup des lunettes jaunes, verrait d'abord les objets de la même teinte, puis s'habituerait assez à ce nouvel état pour juger sainement des couleurs. Récemment encore, dans le service de M. Piorry, se trouvaient deux femmes ictériques, dont l'une (n° 28) a vu jaune toute une journée, l'autre ayant conservé cette sensation huit jours durant, avec des phénomènes de myodésopsie (mouches volantes).

Reconnaissons cependant à nouveau que la *xanthopsie* (vue en jaune) *est rare dans l'ictère*, et citons comme autre exemple de sa possibilité le curé dont l'histoire nous a été transmise par Valsava ; frappé d'ictère à la suite d'un accès de colère, il voyait tout en jaune.

Bayle parle de pestiférés qui croyaient tous les objets et jusqu'à leurs habits entourés des teintes de l'arc-en-ciel (1). Mackenzie mentionne une personne pour qui tout était vert ; elle avait une blessure à la cornée, avec chute d'une portion de l'iris (2). Le Dr Patouillat relate le cas de cinq sujets empoisonnés par la jusquiame et qui, plusieurs jours, soutinrent que chaque substance avait un fond écarlate (3). Les personnes

(1) *Experimenta de coloribus*, p. 1.
(2) *On the diseases of the eye*, p. 862.
(3) *Philosophical transactions*, t. XXXIX, p. 446.

soumises à la belladone ont parfois cette vision des objets avec les teintes de l'arc-en-ciel. Les frères Ratzinsky, professeurs à Moscou, ont, il y a cinq ans, essayé sur eux-mêmes l'effet des divers alcaloïdes à différentes doses non toxiques : ils ont constaté que les objets observés dans ces circonstances paraissent teints souvent d'une couleur spéciale, selon l'alcaloïde absorbé (1). Un malade que M. Rambaud traitait de la goutte par la vératrine (20 pilules avec : vératrine, $0^{gr},03$; sulfate de quinine, 1 gr.; extrait d'opium, $0^{gr},10$), vit un jour le mur tout rouge, puis devint aveugle deux heures; nous avons constaté la même perception rouge avec une dose moindre de vératrine.

L'auteur qui s'occuperait de cette action spéciale des alcaloïdes devrait d'ailleurs, à mon avis, ne pas s'empresser de conclure à propos de celles de ces substances reconnues mydriatiques, c'est-à-dire susceptibles de dilater la pupille. Elles ne donnent peut-être des perceptions irrisées qu'en découvrant le cristallin, lentille que l'on sait chromatique sur ses bords (voyez cependant à la seconde page de l'*origine de l'achromatopsie* les expériences au sujet des cataractes). Il y a là des recherches délicates que jusqu'ici nous avons, pour notre part, à peine ébauchées. On sait même classiquement que la lumière entrée dans l'œil peut, en certaines circonstances, rendre visibles divers objets contenus dans cet admirable et mystérieux organe : comme exemple de ces *perceptions entoptiques*, je puis citer les vaisseaux de la rétine, les mouches volantes (myodésopie), etc. (2).

Mais, à propos de l'influence des médicaments sur

(1) D'après nos expériences, la quinine serait sans action ; inutile d'ailleurs de parler de la confusion de la vue dans l'intoxication quinique.

(2) Voyez sur ces perceptions l'*Optiq. physiol.* d'Helmholtz, § 15.

les perceptions colorées, on doit avant tout citer la santonine. Ceux qui sont soumis au *semen-contra* voient fréquemment le rouge couleur orangé, et le bleu couleur vert. Une jeune fille à qui Brenner (1) avait prescrit de la santonine apercevait tout en jaune.

Cette perception, jaune le plus souvent, parfois bleue ou verte, de la part des malades faisant usage du principe cristallisable de l'*Artemisia semen-contra* est un fait bien connu, s'expliquant sans doute par une coloration identique du serum sanguin et des humeurs oculaires, puisque l'urine est, dans les mêmes circonstances, colorée en citron ou en orange, sans aucune participation de la bile. Edm. Rose, l'ancien chef de clinique de Virchow, a publié sur ce sujet d'intéressantes recherches, et il n'a trouvé dans l'œil aucune lésion matérielle (2).

(1) *Oestr. Zeitschr. f. prakt Heilkunde*, 1855, p. 300.

(2) Sur cette action spéciale de la santonine, la bibliographie est riche. Nous citerons :

1854. *Gazette médic.*, n° 21, 27 mai, p. 313. G. Zimmermann : *Sur une action particulière de la santonine.*

1855. *Union médic.*, n° 66, et *Gazette médic.*, n° 20. Zimmermann: *Sur la santonine.* Idem, *Annales d'ocul.*, t. XXXVI, p. 89.

— *Gazette médic.*, n° 44, p. 693. Knoblanck : *Action de la sant. sur la vue* (extrait de *Deutsche Klinik*). Idem, *Annal d'ocul.*, t. XLIII, p. 126.

1856. *Moniteur des hôp.*, n° 110. Wittcke : *Singulier effet du semen-contra.*

1857. *Annal d'ocul.*, t. XXXVII, 2e livrais., p. 93. Dr Chev. de Brennes : *Vision en jaune après l'emploi de la sant.*

1858. *Moniteur des hôp.*, n° 97, p. 75. Martini : *Act. de la sant. sur la vision.*

— — n° 112, p. 895, et *Gazette des hôp.*, n° 28, p. 112. Lefebvre : *Act. de la sant. sur l'œil.*

— *Journal de Dresde*, 8, p. 35. Merbach : *Ueber die Wirkungen des Santonins.*

1859. *Gazette méd.*, n° 14, p. 220. Phipson : *Act. de la sant. sur la vue.*

1860. *Gazette des hôp.*, n° 52, p. 205. Guépin : *Act. de la sant. sur la vue.*

— *Bulletin de thérap.*, n° 58, p. 500 et 519. Guepin : *Emploi de la sant. dans les mal. internes de l'œil.*

En 1865, j'ai observé à l'Hôtel-Dieu, dans le service de M. Vigla, une poitrinaire qui se plaignit quelque temps de voir, par instants, tous les corps en jaune; objets noirs comme blancs, bleus ou rouges, ne lui paraissaient que des nuances du jaune, tout en prenant parfois pour elles les nuances de l'arc-en-ciel. M. Galezowski n'a trouvé aucun désordre à l'ophthalmoscope. Le même auteur a constaté un fait identique sur un phthisique, chez M. Grisolle (1).

Dans la choroïdite, il n'est pas très-rare que les malades voient les objets en rouge. Les glaucomateux voient vert; ou bien, en même temps que la vue s'affaiblit, qu'il y a tension considérable de l'œil, douleurs intra-orbitaires, etc., les objets lumineux paraissent teints de cercles colorés, chrupsie due à la compression du nerf optique. Le phénomène d'arc-en-ciel peut se rencontrer également dans les névrites optiques (2), mais alors il persiste les yeux fermés, ce qui n'a pas lieu dans le glaucome, et ce qui nous amène aux pho-

— *Journal de Schmidt*, bd. 106, p. 160 (303). Rose, Betz, Lehrmann: *Ueber Santonin.*

— *Rose, Ueber die Farbenblindheit durch den Genuss der Santonsaüre, 3 taf.*, Berlin.

1861. *Union méd.*, n° 29, p. 464. Rose : *Expér. sur la sant.* — Idem, *Bulletin de thérap.*, t. LXI, p. 234.

— *Annal. d'ocul.*, t. XLV, r. 199. Franceschi : *De l'act. de la sant. sur la vision et de ses causes.*

— *Gazette hebdom.*, t. VIII, p. 370. Cavasse, *Accidents produits par le semen contra.*

— *Gazette des hôp.*, n° 79. *Idem.*

1863 *Union méd.*, 28 nov., p. 411. Notta, *De la sant. prise à l'intérieur.*

(1) *Thèse*, 1865, p. 50.

(2) *Annales d'ocul.*, 1865, mai et juin, p. 203. J'en observe en ce moment un beau cas chez une syphilitique de 22 ans voyant presque toujours devant les objets des flammes rouges, des paillettes d'or, des gerbes bleues, etc.

topsies des amaurotiques dont nous allons parler.

La *photopsie* (φῶς lumière, ὄψις vue), — qui se confond ici avec la chroopsie vraie, sans troubles matériels, telle que nous l'avons vue déterminée par l'ictère ou la santonine, — est la perception de lueurs blanches ou colorées, non permanentes, à la suite de désordres anatomo-pathologiques de l'œil. Mackenzie cite un jeune homme de 19 ans, atteint d'amaurose, c'est-à-dire dont la vision était abolie, et accusant néanmoins la sensation de spectres rougeâtres. M. Galezowski (1) parle aussi d'un amaurotique (atteint d'ataxie locomotrice avec atrophie de la papille) qui voyait des lumières très-blanches, bleues ou rouges, « apparaissant subitement comme l'éruption d'un volcan, bien que sa vue fût complétement éteinte. » La photopsie s'observe également dans l'inflammation de l'iris (*iritis*), dans la choroïdite, les ophthalmies internes, la kopiopie, etc.

On a appliqué le même terme *photopsie* aux traînées lumineuses souvent visibles, surtout dans l'obscurité, par le fait d'une congestion momentanée de la rétine, à la suite d'un long travail, le soir principalement, à la loupe montée, au microscope, ou même quand la vue a été fatiguée d'une vive lumière. Mais nous rentrons ici dès lors dans les *couleurs accidentelles* ou *consécutives* précitées.

A la suite de contusion ou de commotion cérébrales, de chute sur la tête, de compression violente du globe de l'œil, on peut de même, ou perdre pour plus ou moins de temps l'appréciation exacte des couleurs (achromatopsie acquise, fausse, dont nous parlerons plus loin : Observ. XXV), ou voir les corps revêtus de nuances brillantes, rouge de feu, écarlate.

(1 *Thèse*, 1865, p. 48.

Ici pourrait être rattaché un phénomène décrit par M. Piorry (voyez notre *Bibliographie*, p. 41), et qu'il nommait autrefois *irisalgie*, bien que l'iris ne fût pas malade. Après chaque repas, ce grand clinicien est pris d'une migraine caractérisée par des brouillards devant la vue, auxquels fait place un petit cercle tremblotant, et brillant des couleurs de l'arc-en-ciel sur le côté seulement : ces lumières diminuent à mesure que le cercle s'agrandit, puis surviennent des vomissements que M. Piorry ne saurait prévenir sans manger à nouveau quelque peu. La plupart des gens atteints de migraine voient ainsi les objets entourés de cercles colorés, et d'un seul œil si la migraine intéresse un seul côté.

MM. A. Quaglino et A. Scarenzio, dans un récent travail sur la rétinite syphililitique (papille pigmentée, dégénération pigmentaire et atrophie de la rétine, etc.), ont décrit, parmi les symptômes fonctionnels, la photophobie, la vue de taches noires (*scotomes*), ou de globes de feu, la chroopsie et la pseudochroopsie, l'obscurcissement de la vue, plus tard l'héméralopie. Plusieurs fois nous avons rencontré de ces pauvres victimes de l'amour, se plaignant beaucoup moins de leur vue s'affaiblissant un peu chaque jour, avec grande lenteur et avec rémission d'ailleurs, que des boules colorées, des éclairs, des feux d'artifice, éclatant devant eux jour et nuit, yeux ouverts ou fermés. A tous les degrés de l'amblyopie, dans la rétinite, la rétino-choroïdite, etc., le malade est susceptible de percevoir certaines couleurs ou, nous le verrons plus loin, de n'en pas distinguer certaines autres. La conjonctive même, grâce au mucus qui baigne l'œil, peut amener des sensations irisées, identiques, mais d'une façon intermittente.

Nous avons parlé des photopsies de l'amaurose. Nous

n'insisterons pas autrement sur les perceptions de couleurs sans objets déterminants. Il y a là hallucination (1).

(1) « Perception d'une sensation dont l'objet n'existe pas. Elle est indépendante des sens externes, puisque les aveugles peuvent présenter des hallucinations de la vue. Les symptômes se produisent donc dans cette partie du cerveau où, à l'état physiologique, les sensations externes sont transformées en internes. » Jousset, *Acad. des scienc.*, 29 avril 1864. — Nous recommandons à cet effet les bizarres et longues pages insérées par Savigny dans les *Mémoires de l'Académie des sciences* (9 juillet 1838, et 28 mars 1839) ; bien que ses yeux soient tenus, depuis quatorze ans, dans une complète obscurité par un bandeau, il voit sans cesse devant lui, comme l'amaurotique précité de M. Galezowski, des lumières intermittentes qu'il nomme *néphélides* ou *nuages*, et qu'il subdivise en *pyrophis*, *hydrophènes*, *phénicées*, *pyroles*, *amphidisques* (cercles bleu-indigo), *ocydisques* (cercles d'un blanc pur), *héliades* (fantômes lumineux à contre-apparence noire), etc. C'est une photopsie nerveuse et convulsive.

Aux sensations lumineuses imaginaires, qu'on nomme aussi *photopsies*, se rattachent les *phosphènes* ou spectres dus à la pression sur le globe oculaire (cette pression explique sans doute les perceptions de la migraine) et même les impressions colorées dont nous avons parlé comme consécutives à toute congestion du nerf optique, de la papille, de la rétine ; bluettes bleues ou blanches, passant comme des éclairs, comme les mouches volantes, comme les pluies d'or du synchysis étincelant ; flammes et clartés uniformes, etc.

Sur les *hallucinations de la vue*, voyez :

1850. *Gaz. méd.*, p. 52. — Macdonald, *Remarq. sur un spectre indiquant une légère obliq. du cristallin par rapport à l'axe de l'œil.*
— *Journ. des conn. médico-chir.*, février, p. 73. — Szokalski, *Rech. sur les hallucinations.*
— *Lancette française*, n° 94 et p. 105, 108, 125. — Falret, *Sur les illusions de la vue et les hallucinations.*
— *Revue de méd. clin.*, t. VIII. — Gerdy, *Rech. sur les sympt. locaux des sensations dans les maladies.*
— *Union méd.*, p. 78. — Lusanna, *Hallucin. de la vue par l'atropine.*
1851. *Union médic.*, n° 111. — Brouteller, *Pseudesthésie.*
— *Journ. des conn. médico-chir.*, octobre, p. 520.
1853. *Journ. de Schmidt*, n° 3, p. 382. — Blumroder, *Hallucination.*
1855. Schnepp, *Aberrations du sentiment* (thèse).
1856. *Lancette française*, n° 1. — Baillarger, *Hallucin.*
1856. — n° 31. — Judée, *Des divers modes de perception.*
— — n° 90. — Moreau, *Hallucin. de la vue et de l'ouïe.*
— *Annales d'ocul.*, t. XXXVI, n° 112, p. 139. — Ideler, *Obs. d'hallucin. visuelles.*

Les autres sens peuvent présenter des phénomènes analogues chez les personnes affectées de mobilité nerveuse exagérée. Le Dr Charrier cite (1) le cas d'une dame de 40 ans atteinte de maladie inflammatoire de la matrice qui, depuis l'âge de 15 ans, entendait sans cesse un bruit de soufflet dans les oreilles. Après son mariage, qui eut lieu à 22 ans, ces bruits prirent le caractère de voix lointaines, de murmures vagues. De confus qu'ils étaient d'abord, ils devinrent plus nets, plus distincts : sans avoir d'ailleurs aucune affection de l'ouïe, la malade entendait sans cesse des paroles injurieuses ou déplacées, le matin, le soir, à l'église, en voiture, à la campagne. Harcelée enfin, elle confia le tout à son médecin qui, par un traitement à la fois moral et physique approprié, put triompher et de la maladie utérine et des hallucinations sympathiques de l'ouïe. — Il y a bien là hallucination, dans l'acception que nous avons déjà adoptée et que nous adopterons tout à l'heure encore pour ce mot (page 116).

Nous pouvons rapporter également certaines illusions

1856. *Monit. des hôp.*, n° 124, et *Bull. gén. de thér.*, t. II. p. 375. — *Idem.*
— Moreau (de Tours), *Hallucin. interne de la vue et de l'ouïe.*
— *Journ. de Schmidt*, d. 92, Hagen, et p. 178, n° 930, Koch.
— *Ann. médico-psychologiq.*, t. II, p. 579.
— Legrand du Saulle, *Hallucin. de la vue et de l'ouïe.*
1857. *Revue de thérap. médico-chir.*, n° 19, p. 508. — Poittevin, *De l'ivresse et de ses hallucin.*
1858. *Union méd.*, n° 16. — *Lettre à M. Desmarres sur un cas de névrose oculaire* (photophobie nerveuse comparable aux hallucin. de la vue).
1860. *Monit. scient.*, n° 32, p. 261. — Armand, *Hallucin. dues à une gastralgie et à une dysepsie.*
— *Gazette des hôp.*, p. 170. — Auzouy, *Cas très-remarq. d'hallucin. des cinq sens.*
— *Gaz. hebdom.*, t. VIII, p. 39. — Brierre de Boismont, *Des hallucin.*; Hecker, *Ueber visionen.*

(1) *Bulletin général de thérapeutique*, 30 novembre 1864.

sensorielles ayant, cette fois, comme pour la chroopsie, leur point de départ dans des sensations normales, mais perçues par des organes où l'équilibre de la sensibilité est rompu. Cette plus ou moins grande aptitude à ressentir vivement des impressions a été nommée *sensibilité nerveuse exagérée, hystérie, nervosisme.* Elle produit des aberrations fort variables ; tantôt la sensibilité est diminuée, obtuse (*dysesthésie*) ou abolie même (*anesthésie*) ; tantôt elle est excitée outre mesure (*hyperesthésie*). Or, c'est à la dysesthésie ou perversion, altération de la faculté de sentir, qu'il faut rapporter le cas de ces malades que blesse la vue de certaines couleurs. Il y a *photophobie* (horreur de la lumière) pour ces couleurs, comme chez cet homme dont parle Hays dans *The Summary of the transactions of Philadelphie* (1845-1849), qui, à la suite de carie dentaire, ne pouvait voir un tablier blanc sans se trouver mal. D'autres sens offrent les mêmes phénomènes, témoins ces femmes qui ne sauraient entendre certains sons musicaux sans en être incommodées.

— La pseudochromesthésie (ψευδής, faux, χρῶμα couleur, αἴσθησις sensibilité) est une illusion de la vue, sous l'influence de laquelle la notion psychique de certains chiffres, des lettres de l'alphabet et de ses composés, ne peut avoir lieu sans réveiller instantanément dans l'esprit une idée de couleur spéciale, inhérente à chaque chiffre et à chaque lettre en particulier ou à leurs associations, que la perception en soit objective ou bien idéale. Nous aurions certainement accusé la crédulité des observateurs si nous n'avions relevé nous-même un fait de ce genre (1) sur un jeune homme de 30 ans,

(1) C'est ce que Mackenzie (t. II) nomme, avec Cornaz, *hyperchroma-*

fort intelligent, professeur de littérature russe dans un lycée de Moscou, maintenant en Sibérie : pour lui, et de tout temps, à chaque nom de jour était attachée une couleur, à chaque nom de mois une autre couleur, et ce malgré lui, en dépit des démentis railleurs de ses amis. Le Dr Chabalier a lu (1), à la Société des sciences médicales de Lyon, un cas intéressant de pseudochromesthésie observé sur un médecin : je crois intéressant de le rapporter avec les réflexions consécutives, dont on appréciera certainement l'exactitude, bien que leur longueur nous détourne encore de l'achromatopsie proprement dite.

Observation XXI. « Depuis un temps qu'il ne peut fixer et qui se perd dans la période nébuleuse de l'évolution de son intelligence, ce confrère se rappelle que toutes les voyelles lui paraissent colorées de différentes teintes, et que les noms comme les mots ont une coloration spéciale, nuancée d'après les divers assemblages de voyelles qui servent à les composer. Une particularité, ici très-importante à remarquer, parce qu'elle aidera à faire comprendre la nature d'une perception aussi étrange, c'est que les voyelles, comme caractères d'imprimerie, ne sont pas réellement colorées, il les voit très-bien imprimées noires ; mais, soit que l'idée de la voyelle se présente à son esprit sans en avoir la représentation matérielle, soit qu'elle se détache sur une feuille d'impression, il ne peut en avoir la notion sans qu'aussitôt elle ne lui apparaisse en réveillant l'idée d'une couleur spéciale. Chaque composé de diverses voyelles a de même une nuance particulière, laquelle est généralement beaucoup plus nettement classée dans sa mémoire que le mot ou le nom lui-même. Ainsi il lui arrivera d'oublier le nom d'une personne, mais jamais la couleur de ce nom, et c'est à l'aide de cette même couleur que souvent il pourra retrouver le nom qui s'y est idendifié.

« Les voyelles sont seules colorées ; les consonnes lui paraissent des lettres mortes, inanimées et tout à fait secondaires. A représente une

topsie, dans laquelle le sujet « attache l'idée d'une couleur à telle ou telle classe d'objets. »

(1) *Journal de médecine de Lyon*, 1864.

coloration noire très-foncée, E est gris, I est rouge, O est blanc, U est glauque. Parmi les chiffres, 5 et tous ses multiples se terminant par 5 sont rouge-vermillon, 7 est vert, 9 est noir, 2 et tous les chiffres se terminant par un 2 (12, 22, etc.) sont blancs tirant sur le gris. Dimanche lui représente la couleur blanche, samedi rouge clair, mercredi rouge pâle, les autres jours rouge intense. Juin est très-coloré en rouge, juillet est d'un rouge légèrement nuancé, août est glauque ; tous les mois qui se terminent par la désinence *bre*, comme septembre, sont couleur gris de terre. Les noms, et surtout les noms propres, ont, comme je l'ai déjà dit, une coloration spéciale, nuancée d'après l'assemblage des voyelles qui les composent et d'une couleur d'autant plus accentuée qu'une ou plusieurs voyelles y prédominent et y sont répétées plus souvent. Mon nom lui paraît d'un rouge foncé, couleur de sang veineux, à cause de la prédominence de l'I et de l'A, l'un rouge, l'autre noir ; celui du Dr Ollier, au contraire, lui paraîtra d'un rouge vermeil, d'un rouge artériel, parce qu'ici se trouvent réunies les voyelles O blanche et I rouge. Et notez que cette coloration attachée à chaque nom lui arrive d'une manière instantanée. Non-seulement la réflexion n'y est pour rien, mais il lui serait impossible de distraire son esprit de cette idée de couleur. Il est une lettre qui joue plus particulièrement un rôle dans ce genre d'illusion, qui plus que les autres est des plus accentuées et qui a pour lui un charme spécial. C'est la lettre I; c'est elle surtout qui détermine les nuances qu'offrent les divers composés dont elle fait partie et qui lui semble, pour ainsi dire, illuminer les passages imprimés où elle domine. Elle arrive même à détourner son esprit lorsqu'elle est souvent répétée dans une page d'impression qui alors lui paraît tout en feu; cette espèce de vision devient parfois des plus fatigantes, entraîné qu'il est malgré lui, pour ainsi dire, à reconnaître tous les mots dont il fait partie dans la feuille qui se trouve sous ses yeux. L'impression d'un livre est, ou un grand secours, ou un obstacle pour la rapidité de conception du sujet qu'il étudie ; les éditions de Masson qui lui paraissent d'une teinte gris-tendre, uniforme, ne nécessitent souvent pour lui qu'une ou deux lectures, tandis que les éditions classiques de Baillière, qui lui paraissent d'un rouge noir, comme le nom de l'éditeur lui-même du reste, et dont les caractères semblent chevaucher et s'embrouiller entre eux, l'obligent à une attention des plus fatigantes, et à relire plusieurs fois le même passage pour le classer dans son esprit.

« Ce confrère, d'ailleurs, comme je l'ai dit, jouit d'une bonne santé physique, et il croit avoir eu jusqu'ici la libre jouissance de ses facultés intellectuelles, quoique dans son enfance il ait été sujet à plusieurs illusions que quelques aliénistes considèrent comme des hallucinations. Élevé dans des conditions anormales pour son âge, par de vieux parents dont les récits du temps passé exaltaient son imagination, loin de tout jeune camarade, il passait, de la vie libre des champs, pendant la belle saison, dans un appartement où, pendant l'hiver, il n'avait souvent, pour toute distraction et pour tout exercice, au coin d'une croisée, que la contemplation de la neige qui tombait et de quelques rares passants dans une rue de petite ville, pour s'endormir le soir aux récits plus ou moins fantasmagoriques de voleurs ou de revenants. Aussi les créations fantastiques de son esprit, concentrées dans un centre si restreint et si peu animé, ne lui firent pas défaut ; il serait trop long et inopportun de les rapporter ici, je n'en citerai qu'une, parce qu'elle a duré longtemps et qu'elle dépendait d'une illusion du goût et de l'odorat. Dans certains pays, quand un habitant meurt, on sonne son agonie à midi, heure traditionnelle où l'on prend le principal repas du jour. Chaque fois que la cloche annonçait une mort, il lui était impossible de manger d'aucune viande, quel qu'en fut l'apprêt, car il percevait alors une odeur fade, *sui generis*, ne ressemblant à aucune odeur, et qu'il retrouvait également lorsqu'il passait devant une maison mortuaire. Singulière hallucination qui ne l'a quitté que le jour où il a pénétré dans un amphithéâtre.

« Il lui est impossible de remonter par ses souvenirs aux causes et à l'origine du développement d'une pareille perversion de la sensibilité. Peut-être un jour fut-il frappé désagréablement d'une odeur particulière qui resta ensuite associée à l'impression que lui produisait la sonnerie mortuaire, à cette idée qu'il mangeait, lorsque peut-être à cent pas de lui il y avait un cadavre. Mais, s'il ne peut expliquer ce phénomène, il n'en est pas de même de celui de la coloration des lettres qui, pour lui, n'est qu'une illusion dépendante de l'association des idées.

Jusqu'ici, dit M. Chabalier, les auteurs qui se sont occupés de la pseudochromesthésie ont cru, pour la plupart, qu'elle dépendait d'un trouble inconnu dans les centres nerveux ou dans l'œil lui-même. Cornaz la considère comme un trouble fonctionnel *opposé au daltonisme;* Marcé la classe *entre le daltonisme*, et cet état particulier de la vue qui fait que ceux qui en sont atteints ne peuvent reconnaître le parallélisme des objets, état dépendant soit d'une congestion oculaire, soit d'un épuisement ou fatigue de la vue. On a voulu la rattacher encore à une amblyopie congestive. Le Dr Perroud, au contraire, ne la considère que comme le résultat d'une simple association d'idées, ne dépendant pas d'une lésion matérielle, ne constituant pas non plus une illusion ou une hallucination (et franchement nous adopterions volontiers son avis). « La personne dont je rapporte l'observation est, continue M. Chabalier, convaincue qu'il s'agit ici d'une véritable illusion essentiellement psychique appartenant à la classe des illusions compatibles avec la raison, (et je partage complétement son opinion).

« Chez tous ceux, en effet, qui sont atteints de pseudochromesthésie, la vue est excellente; l'organe de la vision n'est atteint d'aucune lésion matérielle. Le fait, il est vrai, pourrait dépendre d'une perversion de la sensibilité, d'un trouble dans la perception nerveuse, et n'être alors que le symptôme d'une altération soit de la rétine et du nerf optique, soit des centres nerveux, que nos moyens d'investigation ne nous permettraient pas de reconnaître. Mais ce qui tranche ici la question et anéantit complétement cette hypothèse, c'est que l'*œil n'est nullement nécessaire pour la production du phénomène;* il n'a pas lieu seulement lorsque la lettre imprimée est soumise objectivement à la perception de l'organe visuel, mais bien *idéalement,* en dehors de toute impression matérielle, *lorsque l'idée de la lettre se présente à l'esprit.* La pseudochromesthésie n'est donc nullement tributaire d'un trouble des sens; il se passe ici un travail psychique caractérisé par une illusion de la vue, dépendant des modifications de la lumière et s'étant probablement formé à la suite de certaines associations d'idées.

« Outre la modification générale que la lumière amène dans l'esprit, les mœurs et le caractère particulier des peuples, selon qu'ils vivent dans un climat où le soleil prodigue plus ou moins ses faveurs, l'homme subit chaque jour les impressions que détermine chez lui la lumière du jour ou la lumière artificielle. » Pour quiconque, au lieu de se replier en lui-même et d'étudier son impressionnabilité, comme le veut M. Chabalier (cas où son impressionabilté devient maladive comme chez les grands psychologues), a examiné attentivement ses semblables, — il ne sera nullement douteux que l'homme ne soit fortement modifié par le monde extérieur, par les milieux de la nature. « A la lumière du jour, l'homme règne avec toute la force de sa raison, sa personnalité domine et réagit complétement; mais sa force, son individualité froide et égoïste s'affaisse quand l'incitation du jour tombe. Sous l'influence de la lumière artificielle, son imagination est en pleine activité, sa sentimentalité se développe, il devient généralement plus expansif, parce qu'il est moins fort (1). Aussi la nuit sera plus propice pour lui aux travaux de l'imagination, la volonté aura moins d'énergie; si vous craignez un refus ou une résistance, prenez pour complice la lumière artificielle, et vous vaincrez plus sûrement.

« Même dans la pratique des affaires, dans les conditions qui paraissent plus en dehors de l'influence de la lumière sur les idées, vous en constaterez pourtant la puissance. La place industrielle de Lyon peut en être

(1) Nous admettrions le fait pour l'obscurité, mais est-il vrai à la lumière plutôt artificielle que solaire? D'ailleurs si *tout* individu est forcé de devenir le soir plus sentimental, que devient l'influence de l'individualité et des systèmes, influence que nous acceptons aussi à propos de la manière dont tel ou tel peintre envisage la nature (pages 91-92). Nouvel exemple des difficultés que nous rencontrons, dans ces sujets scabreux, à suivre un ordre déterminé d'idées.

un exemple, continue du moins M. Chabalier. Le fabricant a beau dire qu'il est avant tout négociant, qu'il ne connaît que deux choses, le *doit et avoir*, le prix de revient et le prix de vente, il n'en subit pas moins malgré lui l'action du monde extérieur. Tel qu'il était jusqu'à ces derniers temps, il était admirablement bien organisé pour s'y soustraire, enfoui dans ces vastes magasins obscurs où la gaieté d'un rayon de soleil ne venait en rien transformer ses idées, où toutes les teintes étaient toujours uniformes et monotones: il était resté traditionnel et routinier, sans élan. Aujourd'hui qu'il s'est déplacé, qu'il recherche le soleil et le grand jour, vous le verrez livré à des spéculations plus ou moins hasardeuses, selon qu'il subira l'influence d'une journée plus ou moins brillante. (1) Tout paraît beau quand le ciel est illuminé; et, sorti des teintes obscures qui écrasaient l'imagination de nos pères, l'homme sera livré plus au hasard. C'est un sujet que je ne fais qu'effleurer et qui ressort plutôt du domaine de la philosophie que de la médecine.

«Mais, si chacun de nous appréciait et analysait ses sensations, il en ressortirait un curieux chapitre qui nous montrerait combien nos idées sont peu à nous. L'homme n'a une individualité que par la manière dont il réagit contre les impressions extérieures. Quoique une perversion semblable à la pseudochromesthésie ne *dépende pas d'une lésion matérielle, mais bien d'un travail cérébral*, elle n'est pourtant pas tributaire de la folie, mais de ces mille transformations intellectuelles que la

(1) M. Chabalier fait là un calembourg, et j'abonderai bien plus dans son sens si par le mot *journée brillante* il entend celle où le négociant fait de brillantes affaires. Cette partie de ses remarques peut être fort littéraire, mais elle nous semble moins scientifique. Tout cela est possible, mais la démonstration ?

lumière fait subir à notre cerveau. L'enfance de l'homme est semblable à l'origine des peuples : à cet âge on anime tout ce qui constitue le monde extérieur, on est païen (1) ; à chaque objet on attache une illusion qui s'identifie avec l'objet. Telle est, pour moi (c'est toujours M. Chabalier qui parle) la cause productive de la pseudochromesthésie, laquelle n'est autre chose qu'une illusion compatible avec la raison.

« Il serait, je crois, assez difficile de la considérer comme une hallucination. La différence qui existe entre ces deux troubles cérébraux (illusion et hallucination) est parfois difficile à établir et à délimiter. L'une et l'autre ont leur siége dans le cerveau, mais le point de départ n'est pas le même : l'illusion a besoin d'un objet extérieur pour se développer ; l'hallucination, au contraire, existe *sine materiâ*, et se développe d'emblée par un travail purement intellectuel. C'est une sensation externe que le malade doit éprouver, bien qu'aucun agent extérieur n'agisse matériellement sur les sens. Le point de départ de l'illusion est au contraire bien réellement une sensation transformée, interprétée et adaptée à la nature des idées fausses (note de la page 107).

L'illusion peut exister d'une manière épidémique, ou plutôt être perçue par une foule de personnes ensemble qui voient des armées de combattants avec des chariots dans les nuages, une tête de poisson représentant la tête de Symmaque, une tête de chat — celle de Napoléon, une draperie — un fantôme. Ici il y a un objet qui existe et que l'imagination transforme (comme, ajouterai-je, pour les visions diaboliques des sujets atteints de *deli-*

(1) Nous dirions plus exactement *fétichiste*, car le mot *païen* ne signifie rien dans ce sens. La remarque est d'ailleurs fort exacte ; elle a été développée scientifiquement par Comte et par M. Littré.

rium tremens). Dans l'hallucination, au contraire, l'objet est créé par le cerveau malade et surexcité : des voix seront entendues dans le plus profond silence (1) ; tel ou tel objet sera perçu, même matériellement, en fermant les yeux. Les sens sont nécessaires à l'illusion, l'hallucination n'en a pas besoin ; celle-ci a son point de départ dans le point d'origine du nerf, pour venir se former en dehors, tandis que l'illusion suit une direction opposée. L'une et l'autre sont compatibles avec la raison toutes les fois que le sujet s'aperçoit de la fausse perception qu'il éprouve, qu'il ne place pas sa conviction privée au-dessus de la conviction commune, et qu'il cherche à redresser l'erreur de ses sens. Souvent elles sont produites par l'association de certaines idées : tel est le cas qui se présente ici.

«Celui à qui appartient l'observation que je publie croit pouvoir remonter à la création de ses illusions par la coloration de deux mots dont il peut s'expliquer l'origine, d'autant plus que la couleur attachée à ces deux mots ne rentre pas dans la loi générale qui préside, chez lui, à la coloration des autres lettres. Le mot *or* devrait être blanc, et pourtant il le voit jaune. Cela est facile à comprendre : la coloration du métal, dans ce fait particulier, l'a emporté sur la coloration de la lettre. Dimanche, qui devrait être nuancé de rouge, à cause de la présence de l'I, est pourtant d'une blancheur éclatante. Ici encore l'association d'idées est facile à saisir : le blanc est pour le docteur X... la plus belle couleur, la plus pure, et, dans son imagination d'enfant, le dimanche était le plus beau jour. Il devrait en être de même du jeudi, qui plus tard, pour le collégien, devient le plus

(1) Comme chez la malade précitée du Dr Charrier, page 108.

beau jour de la semaine. S'il n'en a pas été ainsi, c'est que probablement ce travail intellectuel s'était déjà opéré dans son esprit, dans une période antérieure à sa vie d'écolier.

« L'illusion, continue M. Chabalier, est le fruit de l'ignorance et de l'inconnu, et disparaît avec la connaissance des choses; c'est ce qui se produisit pour son illusion de l'odorat, lorsque le Dr X..... entra dans un amphithéâtre. La pseudochromesthésie entre donc complétement dans la classe des illusions compatibles avec la raison et redressées par elle. Les illusions, nous dit Brierre de Boismont, à l'exemple des hallucinations, peuvent exister à l'état de santé. Elles ont été un des arguments les plus puissants contre la certitude des sens. Cette erreur philosophique provenait de ce que l'on demandait aux sens ce qu'ils n'avaient point mission de donner.

« D'après ce qui précède, il est facile de voir que la pseudochromesthésie ne peut être congénitale (*comme l'est l'achromatopsie*), mais se développe probablement dans les premières années de la vie. Le Dr Perroud dit que cette affection n'a été observée que très-rarement et *seulement chez les hommes;* il aurait pu dire, et *seulement chez les médecins.* Cela tient à ce qu'eux seuls s'en sont préoccupés et ont publié leur observation. Il est probable au contraire qu'elle doit être bien plus commune pour les femmes, chez qui l'imagination a bien plus d'empire.

« Depuis quelques années, il est une méthode d'enseignement par laquelle on apprend à lire aux petits enfants en matérialisant chaque lettre par une coloration particulière, sous la forme d'un objet quelconque, dont la dénomination commence par la première lettre que l'on veut classer dans leur mémoire. Ainsi, pour apprendre à retenir la lettre A, on la symbolise sous la forme d'un âne; l'enfant commence d'abord par retenir la figure pour se rappeler la lettre. *Ce genre d'instruction produira, j'en suis convaincu, de nombreux cas de pseudo-chromesthésie.* »

— J'arrive aux symptômes des affections organiques de l'œil qu'on pourrait quelquefois avoir à distinguer de l'achromatopsie : je serai bref, ces symptômes étant plus souvent décrits dans les traités classiques que les anomalies précédentes. Je ne m'arrêterai que sur l'achromatopsie accidentelle.

On ne saurait confondre la première variété du daltonisme avec l'amblyopie (αμβλὺς, émoussé, ὤψ, œil) ou diminution de la vision, c'est-à-dire amaurose (cécité) incomplète et naissante (*hypommismie* de M. Piorry), vision incertaine des objets tant éloignés que rapprochés. Ici les malades n'aperçoivent la nature, même à une faible distance, qu'à travers un brouillard plus ou moins épais. Malgré l'emploi de verres grossissants, les corps paraissent moins nets, plus ternes, moins vivement éclairés, entourés dans toutes les positions d'une sorte de crépuscule. Souvent la vue n'est possible que de côté ou en partie (*hémiopie*, page 70, note 1.) Ces troubles fonctionnels disparaissent fréquemment d'ailleurs par le repos de l'organe, pour se montrer de nouveau à la moindre fatigue. Rien de semblable pour l'achromatopsie. Dans ce cas, comme dans les suivants, l'examen du fond de l'œil à l'ophthalmoscope décélera des altérations inconnues chez les daltoniens.

Quelques auteurs ont prétendu qu'au commencement de la cataracte, les malades ne perçoivent quelquefois plus les couleurs foncées, gros bleu, vert-olive; puis les teintes pâliraient, et toutes se confondraient en un gris cadavérique. Nous n'avons pas observé des faits de ce genre, comme nous le dirons à propos de l'origine de l'achromatopsie; mais, à tout prendre, il n'y aurait ici rien encore d'analogue avec l'anomalie héréditaire qui nous occupe.

L'obnubilation de la vue peut être aussi un phénomène prémonitoire des accidents cérébraux, dont les symptômes généraux n'existent jamais dans l'imperfection visuelle que nous étudions.

Nous avons parlé plus haut de l'héméralopie et de la nyctalopie, avec lesquelles notre première variété de daltonisme sera facilement diagnostiquée.

Il est cependant des cas d'amblyopie naissante où l'œil présente certains phénomènes simulant l'achromatopsie. Ainsi, Cunier parle d'un officier d'artillerie qui, dans les manœuvres, ou quand la fatigue venait augmenter sa congestion encéphalo-oculaire, voyait les soldats habillés de bleu; continuant d'ailleurs à distinguer les ceinturons blancs, il apercevait en bleu les épaulettes, les fourragères de laine rouge, le galon rouge des shakos noirs, les parements des habits et les bandes en drap rouge des pantalons noirs. Quelques instants de repos faisaient disparaître ces symptômes, si bien que, dans des cas semblables, le peu de durée des troubles visuels pour les couleurs permettra toujours d'établir le diagnostic avec l'achromatopsie vraie.

C'est à des désordres organiques de même nature que nous rattachons le cas de M. Thury, professeur de botanique et opticien à Genève. Après avoir observé plusieurs aurores boréales, il ne put distinguer du fond bleu du ciel une belle aurore couleur rouge de sang.

Plus haut, à propos de la chroopsie, je parlais du glaucome parce que les glaucomateux perçoivent souvent des cercles irisés ou arcs-en-ciel autour des flammes. Or, dans cet ensemble de symptômes que peuvent prendre les affections du fond de l'œil et qu'on a nommé *glaucome*, il n'est pas rare non plus que le malade accuse, comme dans l'amblyopie, un obscurcissement de la vision, des nuages plus ou moins marqués devant ses yeux. Mais, en vérité, il faudrait encore être bien malappris pour confondre cet état avec notre premier degré d'achromatopsie. Le daltonien n'a aucun des signes aujourd'hui bien connus du glaucome : endurcissement pierreux de l'œil comparé à une bille d'ivoire, immobilité et fixité du regard, presbytie, douleurs intra-orbitaires vives, etc. La tension exagérée du globe oculaire suffit à expliquer les sensations lumineuses du glaucomateux : pressez votre œil, quelque sain qu'il soit, et vous éprouverez une obnubilation de la vue avec des spectres irisés.

— Mais j'en arrive à l'achromatopsie accidentelle, acquise, que j'ai déjà pris soin, dans ma définition, de distinguer de l'achromatopsie essentielle, ou congénitale, presque physiologique. Le diagnostic sera facile, même ici, car nous n'avons plus affaire à une anomalie *héréditaire ou du moins permanente* de la vision, mais à un *symptôme* d'affections diverses, rétiniennes ou encéphaliques, symptôme dont l'interrogation des antécédents accusera le début, et qui sera de nature à disparaître avec la cause. En outre, le plus communément, *un seul œil* est ici devenu insusceptible de percevoir les couleurs ou de les percevoir sainement, alors que *les deux yeux* sont affectés dans l'achromatopsie congénitale, la seule que nous admettions.

Il est d'ailleurs curieux de remarquer qu'ici encore le jaune est la couleur la dernière à disparaître, puis le bleu, enfin le rouge, le vert et le violet, celles-ci faisant le plus souvent défaut. Le vert purée de pois semble jaune, parce qu'il en contient beaucoup : souvent le vert paraît rouge ou réciproquement, ces deux couleurs étant complémentaires.

Mackenzie, Wilson, Esquirol (1) ont cité des faits de cécité acquise des couleurs par suite de l'abus des spiritueux ou par des congestions cérébrales. Les amblyopies alcooliques, avec atrophie de la papille, s'accompagnent ainsi quelquefois de fausse achromatopsie (2). Cette perte de la perceptivité de certaines couleurs s'observe aussi dans les affections du nerf optique consécutives aux maladies cérébrales.

Les malades atteints de rétinite pigmentaire, syphitiques ou non, et de ces rétino-choroïdites de la syphilis constitutionnelle dont nous parlions plus haut, confondent aussi quelques teintes, par exemple « le bleu avec le vert, ce dernier avec le noir » (3). Cette cécité partielle et acquise pour les couleurs dans la névrite optique de la syphilis, est, sinon constante, au moins fréquente. Mais il existe des troubles opththalmoscopiques inconnus dans l'achromatopsie vraie et portant soit sur le nerf optique : papille injectée, à contours peu nets, ou, comme nous l'avons vu à la page 106,

(1) *Des Maladies mentales*, t. II, p. 28, 1838. Il s'agit d'une dame de **68 ans**, qui vit noir pendant une congestion cérébrale.

(2) Le fait est assez rare, d'ailleurs, pour que M. Sichel, dans une clinique de quarante ans et des mieux suivies, ne l'ait pas constaté.

(3) Galezowski, *Altérations du nerf optique*, p. 47, 1865. Voyez p. 105.

pigmentée, — soit sur la rétine et la choroïde : exsudations blanches le long des vaisseaux, tout autour de la papille, taches apoplectiques par suite de rupture de petites veines ; choroïde saine ou atteinte de choroïdite. Nous en avons relevé les trois observations suivantes, l'année dernière, les deux premières à la clinique de notre ami le Dr Galezowski.

Observation XXII. (1) — Makouski, âgé de 26 ans, demeurant à Plaisance, 29, rue de Constantine, se présente le 18 juin à la clinique précitée. Bonne constitution. Excellente vue antérieure. Depuis trois mois, il est triste, fatigué, abattu ; de violentes douleurs de tête l'empêchent de continuer ses travaux. Peu à peu, sa vue a faibli sous le double rapport de la netteté et de la portée. Il y a photophobie et photopsie, anesthésie du cuir chevelu, perte de l'odorat, affaiblissement de l'ouïe et de la mémoire. Il peut encore lire le caractère n° 5 de M. Giraud-Teulon, avec l'œil droit, le n° 4 avec le gauche. Les couleurs sont confondues des deux yeux, du droit surtout. En présentant au malade l'échelle des couleurs de M. Galezowski, on le voit reconnaître sainement le bleu et le jaune, mais leurs nuances restent indistinctes, et les autres couleurs se classent entre le gris, le bleu ou le jaune. L'ophthalmoscope décèle une rétinite apoplectique avec taches exsudatives et hémorrhagiques à droite, une névrite légère (papille grise au centre) à gauche. — Vésicatoire sur les tempes, ventouses scarifiées sur la nuque, purgatifs.

27 juin. Douleurs de tête diminuées, aucune amélioration pour la mémoire et la perceptivité des couleurs. A quelle affection avait-on affaire ? Les urines étaient saines ; aucun désordre au poumon. En interrogeant le malade, on apprend qu'il a eu un chancre il y a deux ans. M. Galezowski, croyant dès lors à des phénomènes syphilitiques, prescrit : une cuillerée d'une potion de 7 gr. pour 250 d'eau ; frictions mercurielles sur le front, inoculation dans l'œil de gouttes de digitaline (digit., 0,01 gr. ; eau distillée 10 gr.) ; calomel en pilules de 0 gr. 05 (2 par jour), et iodure de potassium.

3 juillet. La céphalalgie a disparu : la sensibilité cutanée, l'odorat et la mémoire sont revenus. Le malade lit le n° 1 de l'échelle typogra-

(1) *Note ajoutée lors de la 2e édition.* — Cette observation a été publiée depuis par M. Galezowsky dans la *Gaz. des hôpitaux*, 11 septembre, 1866.

phique; la rétinite est en voie de guérison, les couleurs sont déjà mieux perçues.

Observation XXIII. — X..., polonais, 30 ans. Les accidents syphilitiques remontent à trois ans. D'un œil, il distingue très-sainement les couleurs; de l'autre, il déclare le vert de Scheele et le vert de Prusse, couleur betterave; le bleu et l'indigo, les nuances du bleu et du rouge sont nettement accusées; la terre d'ombre et le bistre sont nommés verts. L'ophthalmoscope montre la papille rouge à bords peu nets; le pourtour des vaisseaux est légèrement infiltré çà et là.

Observation XXIV. — Percheron, 30 ans, garçon de magasin, demeurant rue de Cléry, 33, a eu un chancre il y a neuf ans. Depuis il a eu des angines spécifiques interminables, des plaques muqueuses aux lèvres, etc. La vue était restée bonne quand, il y a neuf mois, elle faiblit peu à peu d'un côté d'abord, puis, cinq mois après, de l'autre. M. Desmarres, qu'il alla consulter, diagnostiqua une amblyopie et le mit à l'iodure de potassium. Le malade, ne constatant pas d'amélioration, quitta ce traitement pour la tisane de salsepareille et de saponaire.

Aujourd'hui (20 août 1866) P..., qui va se présenter à la consultation de l'Hôtel-Dieu, ne peut plus se conduire. Je le mets en présence d'un cercle chromatique, et je constate qu'il a conservé tout au plus le sentiment du jaune, parfois du bleu. Au grand jour, il voit moins sainement qu'à l'ombre; il ne possède alors, comme aussi aux lumières du soir, que la sensation du blanc et du noir. Sa blouse verte devient grise à ses yeux; une cravate rouge et bleue est uniquement veinée de gris; il ne distingue pas une montre en or et une montre en argent que je lui présente successivement. Quelques moments après pourtant, dans une partie moins éclairée de la salle, il voit le fond jaune du mur, et reconnaît sainement du bleu avec des points blancs sur une cravate. Mais le cuivre rouge et le laiton du poêle restent des nuances de gris; la portion de la muraille peinte en vert ne se distingue de la portion blanche qu'à la manière du noir sur du blanc. Le pène vert d'une serrure est noir et le bouton en laiton devient blanc.

Nous continuerons à étudier ce syphilitique dont les sensations daltoniques présentent certaines anomalies curieuses, quoique nous ne croyons pas avoir à soupçonner sa bonne foi.

La cécité des couleurs est assez souvent la conséquence des troubles de l'appareil nerveux optique pour qu'il soit indispensable d'examiner, au point de vue de cette perception spéciale, les malades atteints d'un affaiblissement de la vision. M. Galezowski a fait, d'après cette intention, ajouter dans son portefeuille des feuillets de diverses couleurs pour les faire dénommer par les malades, et il a disposé à sa clinique un carton où sont représentées toutes les teintes des *couleurs en pastilles :* le nom de chacune est caché par un papier blanc, mobile d'ailleurs, au malade qu'il s'agit d'observer.

La rétinite glucosurique peut offrir le même symptôme que la syphilitique. Témoin le cas de R. rapporté par M. Galezowski (1) : pour lui, le bleu s'atténue sensiblement et le rouge se confond presque complétement avec le blanc, à tel point qu'il est très-difficile d'en établir la distinction. — Il en est de même pour l'albuminurie : d'où le cas d'anomalie dans la perception des couleurs pendant la grossesse, observé par Clémens, et cité dans notre bibliographie (2). — Les amblyopies des femmes hystériques peuvent présenter la même aberration, quant aux couleurs. — M. Galezowski (3) parle d'une malade atteinte d'atrophie incomplète de la papille, à la suite d'une méningite par érysipèle de la face : elle vit quelque temps tous les objets teints en rose, puis le rouge-cramoisi lui parut violet clair, le bleu violet foncé. Elle ne pouvait lire que le n° 14 de Jæger. M. Sichel me cite un sujet de 55 ans ayant eu, consécu-

(1) *Maladies de la rétine*, p. 12, 1863.

(2) M. Sous (*loc. cit.*, p. 14) parle aussi d'une dame de 25 ans, enceinte de quatre mois, qui déclara jaune un ruban rouge présenté par une de ses amies; cette aberration dura un jour seulement. Il cite un garçon de 17 ans, épileptique, pour qui, pendant les deux ou trois heures suivant l'accès, le bleu et le vert sont tout un.

(3) Thèse précitée, page 50.

tivement à une forte congestion cérébrale, une amaurose qui guérit, mais à la suite de laquelle le sujet ne sut plus reconnaître aucune couleur. Tout, pour lui, était gris-mate ou enfumé, comme dans notre premier groupe de daltonisme.

Ainsi, parmi les symptômes physiologiques de l'atrophie de la papille (1) dans l'alcoolisme, la syphilis, l'ataxie locomotrice, la rétinite pigmentaire, le rhumatisme, les maladies cérébrales, on est d'accord pour signaler la cécité des couleurs au rang des symptômes possibles. On pourrait invoquer beaucoup d'autres causes de ces fausses achromatopsies. Nous avons observé une femme qui, après avoir travaillé vingt jours assidûment dans les rideaux rouges, ne voyait plus que le gris ; elle guérit par le repos. M. Gouriet (2) a constaté chez une malade opérée avec succès de cataracte, par kératonyxis à gauche, l'impossibilité pendant six mois de distinguer la couleur rouge. Tyndall a publié, il y a plusieurs années (3), l'observation d'un sujet qui, à la suite d'une attention de l'œil trop longtemps soutenue, perdit la faculté d'apprécier les couleurs, en même temps que sa vision s'altérait de jour en jour, au point qu'il devint, m'écrit depuis le savant physicien, complétement aveugle.

On a mentionné d'intéressants cas d'achromatopsie acquise, à la suite de traumatisme (4), ou par action de

(1) Ou de ce qu'on nomme au moins trop souvent ainsi ; la vraie atrophie de la papille est plus rare et vraisemblablement incurable.

(2) *Gazette des hôpitaux*, 1861, nº 113.

(3) *Philosophical Magazine*, 1856, vol. II, page 329.

(4) Boys de Loury (*loc. cit.*) cite un individu qui eut une partie de la base de l'orbite fracturée par une balle de pistolet entrée dans la bouche. Après guérison, il ne vit plus que d'une partie de la rétine (*hémiopie*), mais en outre les objets lui paraissaient incolores.

la foudre (1). Élie Wartmann (2) rapporte l'observation suivante, aussi intéressante que soigneusement relevée, dans laquelle l'achromatopsie ne remontait pas à la naissance.

Observation XXV. — D...., né au Locle, perçut normalement les couleurs dans son enfance, d'après ses souvenirs et le témoignage de sa mère. A 9 ans, il reçut sur la tête un coup asséné avec tant de violence que la boîte crânienne fut fracturée. A sa guérison, on constata qu'il voyait les couleurs d'une manière défectueuse. *Il est toutefois à remarquer que trois de ses frères, sans s'être trouvés dans les mêmes circonstances, ne percevaient pas mieux les couleurs* (3). Son père chercha, par des punitions corporelles réitérées, à faire cesser ce qu'il appelait un mauvais badinage, et D... a souvenir de la correction que lui infligea un jour son maître de reliure, pour avoir mis du papier rouge à des livres de couverture verte.....

Il ne dissimulait pas sa répugnance à répondre à des questions précises sur des points où l'absence de la faculté perceptive entraîne celle d'idées correspondantes que nul objet extérieur d'instruction ne saurait remplacer. Il confond le papier vert d'eau avec l'écarlate d'un ruban placé tout près, semblable à cet autre qui ne put apercevoir une jeune paysanne vêtue entièrement d'habits rouges, et qui traversait une prairie dont la couleur verte avait pris la teinte foncée qui lui est ordinaire après le coucher du soleil. Le rose lui paraît bleu-verdâtre et il nomme vert clair la couleur cendrée de la chaux du commerce..... Dans le spectre, il perçoit le bleu, le vert, le jaune et le rouge..... Je le fis regarder, à travers trente-sept plaques de verre colorées, les nuances du spectre ; il ne vit encore que quatre couleurs, abstraction faite des variétés d'intensité. Les mélanges de jaune et de rouge sont nommés tantôt jaunâtres, tantôt rougeâtres..... Dans une de ces expériences, le soleil vint à briller tout à coup ; le daltonien me dit sur-le-champ que les couleurs prenaient à ses yeux une teinte différente et rougissaient toutes d'une manière sensible : il appela rouge ce qu'il nommait auparavant

(1) Cutter, au sujet d'un lieutenant belge de 61 ans : fait relaté dans le journal *The Lancet* et dans divers autres recueils mentionnés à notre résumé bibliographique.

(2) *Société de physique et d'histoire naturelle de Genève*, 16 août 1840.

(3) Remarque importante. Ou il y avait une sorte de disposition de famille à l'achromatopsie, comme dans l'obs. de la p. 96; ou bien l'affection était congéniale, mais n'avait pas encore été remarquée.

vert et bleu mal défini, comme si l'impossibilité qu'il accusait de déterminer certaines nuances, provenait de l'obscurité de leur teinte.....

« L'œil de D.... n'est pas insensible aux couleurs accidentelles, mais la fatigue qui, dans leur production, résulte de la fixation volontaire et soutenue de l'objet éclairé, lui semble plus douloureuse qu'à nous... Je peignis une tête humaine en donnant à chaque partie une couleur complémentaire. Ainsi les cheveux et les sourcils étaient blancs, les chairs brunâtres, la sclérotique noire, les lèvres et les pommettes vertes, etc. Quand je lui demandai ce qu'il pensait de cette tête, il me répondit qu'elle lui semblait naturelle, que la chevelure était enveloppée d'un bonnet blanc peu marqué et que l'incarnat des joues était celui d'une personne échauffée par une longue course.

« D... voit, dans le spectre, les raies noires de Fraunhofer, comme un œil ordinaire...., ce qui prouve que les daltoniens perçoivent l'obscurité là où elle existe aussi pour nous. »

Diagnostic différentiel. — M. Chevreul conseille, pour s'assurer si tel sujet donné est daltonien incomplet, de lui faire regarder un papier coloré alternativement d'un œil, puis de l'autre. Si la sensation est différente plusieurs jours de suite, concluez à l'achromatopsie.

Il faudrait toutefois se rappeler pour cette expérience que, dans certaines circonstances, et normalement, les deux yeux ne sauraient apercevoir les mêmes couleurs; c'est ce qui arrive si l'un reçoit latéralement une lumière vive, contre laquelle l'autre est protégée par un écran. Nous rentrons ici dans le phénomène précité des *couleurs accidentelles* ou *consécutives*. Voici, entre autres, un fait (1) qui mérite d'être généralement connu. « On tient une feuille de papier blanc à un pied devant soi, et on regarde un objet placé plus loin, mais de manière à voir encore le papier qui paraît double. On approche ensuite latéralement d'un des yeux la flamme d'une bougie, et, par un écran, on

(1) Quételet, *Positions de physique*, t. III, p. 173, 2e édit.

l'empêche d'agir sur l'œil opposé; le papier paraît alors *rouge* pour le dernier œil et vert pour le premier; il est blanc aux endroits où les deux images empiètent l'une sur l'autre. En portant rapidement la lumière du côté opposé, on voit les phénomènes se produire dans un sens inverse : ce qui était rouge devient insensiblement vert et réciproquement. » — En outre, chez quelques sujets, le sentiment des couleurs n'existe pas au même degré dans les deux yeux; un œil peut être mieux impressionné qu'un autre quand l'acte s'accomplit isolément : la puissance visuelle sera égale (1), mais la sensation produite par les couleurs restera un peu différente.

Pour savoir à laquelle de nos cinq ou quatre variétés appartient le daltonien, engagez-le à classer des papiers selon leurs diverses couleurs, et étudiez la répartition qu'il en fait, ou bien employez soit les cercles chromatiques dont nous avons parlé dans notre avant-propos, soit le tableau des couleurs adopté par M. Galezowski, et qu'il est facile de se faire préparer. J'insiste d'autant plus sur cet emploi des échelles colorées que, dans la majorité des observations d'achromatopsie, on ne définit pas assez les couleurs, on s'en rapporte trop aux désignations du sujet ; presque toutes ces observations sont à refaire sous le point de vue de la netteté des détermi-

(1) Et même à vrai dire, les deux yeux n'ont presque jamais la même force visuelle, par cela surtout que les courbures des deux cristallins ou des deux cornées sont bien rarement identiques. Il est vrai que, de ce côté encore, bien des recherches seraient à faire ; ces inégalités portent-elles sur la forme des objets, leur couleur, etc. ? On a vu de même des individus insusceptibles d'entendre certaines notes d'une oreille, tout comme il en existe qui perçoivent une note d'une façon pour une oreille et de l'autre pour la seconde, si bien qu'un concert devient pour eux une horrible cacophonie.

nations. Il ne suffit pas de dire que le daltonien n'a pas conscience du rouge; de quel rouge s'agit-il? - - Priez encore votre daltonien, comme dans l'expérience de Seebeck, de regarder des papiers ou des objets quelconques, de diverses nuances, à l'aide de verres différemment colorés. Si le verre est rouge et que vous lui présentiez une bande rouge et une verte, qu'à l'œil nu il vous donnait comme semblables, le papier rouge lui paraîtra généralement clair, l'autre sombre. Regarde-t-il avec un verre vert, le papier rouge lui semblera plus foncé que le vert. Par cette expérience des verres colorés, il n'y a pas seulement variation dans l'intensité lumineuse; le daltonien peut aussi donner des noms différents à des couleurs qu'il déclarerait identiques à l'œil nu. On a vu plus haut l'expérience des verres colorés faite par Wartmann (obs. XVIII) et par Wittloch-Nicholl (obs. XVII).

Ces diverses méthodes pour l'établissement du diagnostic différentiel sont, au reste, loin de nous paraître sérieuses et scientifiques. *Elles ne donnent* à mon sens, *que des appréciations subjectives*. J'aurai beau employer comme vous voudrez vos cercles chromatiques ou vos papiers teints, je ne suis pas infaillible bien que médecin, je puis être daltonien sans le savoir ou juger une couleur à ma façon. Ne doit-on pas avant tout, en matière de sciences, écarter l'influence de l'individualtté? Irions-nous mesurer la tension de l'électricité par les seules contractions musculaires, ou établir le diagnostic des vices du palais, je suppose, en faisant goûter à un observé telle substance que nous jugerions sucrée ou salée et qui changerait certainement de saveur selon nos conditions de santé? La saveur comme l'odeur est un fait organoleptique, c'est-à-dire variable d'observateur à observateur, et, pour le même homme, d'instant à instant, un fait dont les indications ne sont jamais comparables. Il n'en est pas de même pour la couleur qui a son côté objectif distinct du côté subjectif, c'est-à-dire de la sensation (note de la page 22). Ici, pourquoi s'en rapporter à ses yeux quand nous avons des modes d'appréciation objective, le spectre par exemple : non pas, si vous craignez encore d'errer, les couleurs du spectre, mais les raies obscures (page 29) de ces couleurs qui permettent de déterminer la réfrangibilité des différents rayons.

Pour moi, tant qu'on se contentera du jugement personnel, nous ne connaîtrons pas l'achromatopsie. Il faut une méthode objective, et, comme je l'ai déjà dit (page 58), je ne connais jusqu'ici de méthode impeccable que le spectre. Étalons devant notre daltionien un large spectre, de 1 mètre à 1 mètre 50 de long, à l'aide de prisme plein de bisulfure de carbone, et interrogeons-le sur des couleurs dépendant, non plus de notre appréciation propre, mais de données certaines, de longueurs d'onde (1) et de raies indiquant diverses ré-

(1) Nous avons déja parlé (p. 15) des longueurs d'onde, comme cause unique des couleurs speciräles. En mesurant avec soin l'intervalle de deux franges consécutives, dans le phénomène des interférences, Fresnel en a déduit le tableau suivant pour la longueur des ondulations de l'éther dans les divers rayons colorés.

Rouge,	620	millionièmes	de millimètres.
Orangé,	583	—	—
Jaune,	531	—	—
Vert,	512	—	—
Bleu,	475	—	—
Indigo,	449	—	—
Violet,	423	—	—

D'autre part, en connaissant la vitesse de la lumière par unité de temps (p. 15, note 1), 308 millions de mètres, on peut avoir le nombre

frangibilités. Tant qu'on n'agira pas ainsi, ou d'après des données scientifiques sérieuses, *l'histoire de l'achromatopsie sera à refaire*, et elle l'est tout entière car les observations qu'on en peut produire ne sont rien moins que scientifiques.

Pronostic. — L'achromatopsie est incurable, si toutefois on ne rattache pas à ce nom les cas accidentels qu'on traitera en combattant la cause : *sublatâ causâ, tollitur effectus*.

Mais l'achromatopsie n'est pas une maladie à proprement parler. Elle n'exerce aucun effet fâcheux sur l'état général. J'excepte cependant les réactions morales : hypochondrie, dégoût de la vie, etc. (obs. XVII). De même, l'amaurose ou goutte sereine n'entraîne pas la mort, mais la privation d'un sens aussi précieux que la vue est quelquefois devenue l'origine de désespoirs ou de chagrins qui ont profondément altéré la santé.

Je ne rappelle pas les bévues nécessaires et de chaque instant, surtout dans certaines professions. Il est inutile de montrer quelles conséquences elles peuvent avoir sur la vie privée, dans l'industrie, les arts ou les sciences. Le Dr Potton (*Annales d'ophthalmol.*, t. II), qui a relevé plusieurs cas de daltonisme chez des teinturiers de Lyon, parle d'un jeune homme brun, chargé à son entrée dans une fabrique de soie de combiner, suivant

d'ondulations représentant chaque couleur, par seconde ; il suffit de chercher combien de fois la longueur d'ondes est contenue dans ce nombre 308 millions. On trouve ainsi plus de 728 millions de millions d'ondulations par seconde pour le violet, plus de 496 millions de millions par le rouge. A chaque couleur simple correspond ainsi une quantité de vibrations d'éther qui lui est propre, et c'est la variation de ces chiffres qui détermine la nature variable des couleurs, comme c'est le nombre des ondes sonores qui produit les différents sons (p. 15).

certaines indications, diverses nuances pour étoffes, et qui mélangea du rouge, du bleu, de la couleur pensée. La pièce de drap confectionnée ne répondit nécessairement pas à la commande. Le chef d'atelier, responsable de l'ouvrage vis-à-vis du fabricant, exigea la résiliation du contrat passé avec la famille du jeune homme, plus des dommages-intérêts, prétendant avoir été trompé « quand on lui avait présenté un jeune homme aveugle, puisqu'il ne distinguait pas les couleurs les plus tranchées. » Il y eut procès; le chroniqueur ne nous en donne pas l'issue.

Voilà des conséquences pour l'individu; en existe-il de pratiques pour ses semblables dans la vie sociale? J'en citerai un exemple signalé par Tyndall (1). On sait l'emploi pour les chemins de fer des signaux destinés à assurer la sécurité du service, à prévenir les accidents, annoncer le passage des trains, prescrire aux mécaniciens de ralentir ou d'accélérer la marche, de changer de rails, etc. Les uns sont *mobiles,* ce sont les drapeaux ou lanternes de diverses couleurs, ayant chacune une signification particulière, et dont les agents de la voie ou ceux des trains sont porteurs : il faut y ajouter les cornets, les pétards employés dans les mauvais temps, — enfin la cloche placée sur le tender de chaque machine et reliée par une corde à tous les wagons, ou au moins à celui qui porte le chef de train. Les signaux *fixes* consistent en ces *disques* de différentes couleurs placés le long de la voie, auxquels sont joints des lanternes à verre coloré pour le service de nuit. Lorsqu'ils sont tournés perpendiculairement à la voie, ils commandent l'arrêt aux mécaniciens; quand, au

(1) *Athenæum,* 29 janv. 1853; *Archiv d'ophthalm.*, p. 158, septembre 1853; *Ann. d'ocul.*, t. XXX, p. 143; *Journ. des conn. méd.*, 20 novembre 1853.

contraire, ils sont parallèles aux rails, ils indiquent que la voie est libre. On les manœuvre à la main, à distance, au moyen de fils et de leviers. Ou bien (signaux automoteurs) la machine les manœuvre elle-même au moment de son passage : tel est le *signal self-acting* de M. Limouze et le *disque* de MM. Fleury et Brocot, installés sur la ligne de Vincennes. Leur usage est excellent à l'entrée des souterrains, mais près des stations il vaut mieux avoir un agent responsable de la manœuvre. Dans le disque de Vincennes, lorsqu'une locomotive vient à passer, le boudin d'une de ses roues d'avant agit sur une pédale qui commande par des roues d'engrenage la tige du disque, et le fait tourner de telle sorte que la voie est fermée à l'arrière du train. Pour l'ouvrir avant le passage d'un autre train, on agit sur lui de la station, par exemple, au moyen d'un levier et d'un fil de transmission. — En Angleterre, les signaux fixes sont aussi des sémaphores composés d'un poteau vertical au haut duquel manœuvre un bras rouge. Quand la voie doit être fermée, le bras rouge apparaît horizontal, comme il a été dit plus haut; quand elle est libre, il redescend à la verticale et se cache dans une fente spéciale.

Ces généralités émises, rappelons encore que, dans les signaux colorés, les feux rouges, placés notamment à l'arrière des trains, servent à indiquer le danger; le vert est le signe de la précaution, le blanc de la sécurité complète. Or, bien des catastrophes peuvent résulter de l'emploi de ces feux colorés, surtout de la part des individus atteints de l'aberration visuelle qui nous occupe : des accidents sont effectivement arrivés en Angleterre. Une enquête ordonnée à ce sujet, a montré que plus d'une fois ils étaient dus à l'erreur d'un daltonien ayant tourné un disque vert pour un rouge, ou réciproquement. En France, bien qu'on ne porte pas attention de ce côté dans le choix des employés, aucun fait de ce genre n'a été signalé.

D'abord le vert et le rouge peuvent, même pour des vues normales, faire croire à un signal blanc si on les fait briller simultanément ou à des intervalles très-rapprochés, ces deux couleurs étant complémentaires. Tyndall cite un aiguilleur placé à l'entrée d'un tunnel de 400 mètres et devant répéter les signaux faits par un homme posté à l'autre extrémité. Ce dernier ayant reçu deux lanternes, une rouge, une verte, on lui ordonna de les faire briller presque en même temps, et son camarade, cependant ancien dans le métier, soutint que la lumière qu'il avait vue indiquait sécurité entière, était blanche, — le rouge et le vert étant, je le répète, des couleurs complémentaires.

Si j'ajoute que, par un fort brouillard, il est à peu près impossible de voir le signal à temps, qu'il peut être mal fait ou fait tardivement, que le mécanicien peut manquer d'attention quelques minutes seulement, vous comprendrez combien il est grave de remettre entre les mains d'un seul homme la vie de centaines de personnes. Un moment d'oubli ou d'erreur de la part de ce maître qui commande à la machine docile peut amener les plus épouvantables accidents, et c'est avec raison que l'opinion générale réclame l'adoption de moyens efficaces pour assurer une sécurité qui n'existe pas encore.

Mais le danger est réel, surtout de la part des daltoniens incomplets de notre seconde variété, qui sont fort nombreux. Kelland a reconnu qu'un cinquantième de personnes environ ne peuvent distinguer le rouge et le vert. « On me dira, écrit le docteur Noël (*Courrier des sciences*, 31 juillet 1864), qu'on emploie plus souvent le rouge que le vert. C'est justement là le danger. Quand vous me faites voir un signal vert, il n'y a pas d'inconvénient à ce que je le voie rouge ; je crois le danger plus grand qu'il n'est réellement, je m'arrête. Mais si je vois vert le signal rouge que vous me montrez, je ne fais que ralentir la marche du convoi au lieu de m'arrêter tout à fait, et cette confusion que je fais peut amener des accidents. S'il n'en est pas encore arrivé par cette cause, il est évident que cela peut se présenter plus tard.

« Une conséquence de la chromatopseudopsie, que l'on aurait pu du reste prévoir, c'est que, quand on nous montre, à nous autres chromatopseudopses, un objet rouge sur un fond vert, ou un objet vert sur un fond rouge, nous ne distinguons cet objet que quand nous en sommes assez rapprochés pour juger de sa forme. Ainsi nous ne voyons les fruits du cerisier et les fleurs du grenadier qu'à trois ou quatre pas de distance, seulement quand nous en distinguons la forme. Lorsque entre l'objet et le fond il existe une grande distance, la masse d'air interposé donne à ce fond une teinte bleuâtre qui fait que l'objet s'en détache pour nous avec plus de netteté. Ceci se comprend, puisque le bleu est une des couleurs que nous reconnaissons. Mais lorsque l'objet et le fond sont très-près l'un de l'autre, nous ne distinguons cet objet, comme je l'ai déjà dit, qu'à sa forme seulement. Pour se faire une idée exacte de notre manière de voir dans ce cas, il faut que ceux qui ont une vue normale se figurent un signal rouge sur un fond de même couleur, ou un signal vert sur un fond vert. Je puis affirmer, pour préciser davantage et en avoir fait plusieurs fois l'expérience, qu'à 60 à 70 mètres il nous est impossible, à mon frère et à moi, de distinguer un objet placé dans l'herbe, de quelque grandeur qu'il soit, à moins toutefois qu'il ne fasse ombre; je prends pour exemple une pièce d'étoffe étendue par terre. La conséquence de ceci, par rapport aux chemins de fer, est facile à saisir : c'est que chaque fois qu'un signal rouge se détachera d'un fond vert, et c'est à peu près là la règle, ceci équivaudra, pour un chromatopseudopse, à l'absence de tout signal (Voyez observ. XII)

« Enfin, il est une dernière circonstance sur laquelle je dois plus particulièrement encore appeler l'attention, d'abord parce que les auteurs qui ont écrit sur ce sujet ne l'ont pas mentionnée et, en second lieu, parce qu'elle peut devenir une nouvelle source de dangers. Je veux parler de la manière dont les chromatopseudopses voient les couleurs à distance. Quant aux couleurs qu'ils reconnaissent, jaune et bleu, dans l'espèce qui nous occupe, ils les voient à la même distance que les individus à vue normale; mais il n'en est plus de même pour celles qu'ils confondent, le vert et le rouge, pour ne parler que de celles qui ont rapport aux chemins de fer. A mesure que la distance augmente, ces couleurs se voilent pour eux, elles sont obscurcies comme par un brouillard de plus en plus intense, et elles finissent bientôt par ne pouvoir plus être distinguées comme couleurs; elles ne font plus naître alors d'autre sensation que celle d'un gris plus ou moins foncé, et ceci arrive de la même façon le jour que la nuit. La distance à laquelle elles cessent d'être visibles est, du reste, variable et dépend de leur intensité même; plus elles sont foncées et moins cette distance est grande. Pour se faire une idée de ce qui arrive aux chromatopseudopses en cette circonstance, voyez ce qui arriverait à des personnes à vue normale, qui regarderaient ces mêmes couleurs avec des verres noirs augmentant d'épaisseur avec la distance. L'effet serait le même d'un côté comme de l'autre. Quant à cette distance, elle varie comme je l'ai déjà dit avec l'intensité des couleurs : elle varie encore selon l'éclairage et probablement aussi selon les individus ; il est donc difficile de la fixer d'une manière certaine. Cependant, on peut dire, avec assez de certitude, qu'elle est environ de 160 à 200 mètres dans les circonstances les plus favorables, c'est-à-dire avec une teinte peu foncée et un bon éclairage ; mais elle peut descendre à 40 ou 50 mètres avec des circonstances inverses. Je ne parle du reste que d'après ce que j'ai constaté sur mon frère et sur moi, n'ayant pas encore eu l'occasion d'expérimenter sur d'autres individus. Est-il nécessaire d'ajouter combien cette particularité de la vue des chromatopseudopses peut offrir de dangers dans l'exploitation des chemins de fer. Ainsi, non-seulement ces individus confondent ensemble le vert et le rouge, mais encore ils ne voient pas ces couleurs à la même distance que les autres ; ils ne verraient souvent les signaux que trop tard, et, au moment même où ils les verraient, ils pourraient encore faire entre eux une confusion pleine de dangers.

« Les mêmes erreurs et les mêmes dangers sont également à craindre dans la marine à cause des phares à feux changeants où le vert ou le rouge sont d'un usage fréquent. Ce que je viens de dire de la chromatopseudopsie par rapport aux chemins de fer, je puis le répéter au sujet de la marine. D'un côté comme de l'autre, on peut, par suite de l'anomalie de vision que j'étudie maintenant, ou prendre un signal pour un autre, ou ne pas le voir à temps.

« Il me reste à dire maintenant ce que je crois de plus propre à prévenir les dangers que je signale. Ce qu'il y aurait de plus simple à faire, selon moi, serait de faire subir un examen préalable, sur leur manière de voir les couleurs, aux individus qui se destinent à l'une ou à l'autre de ces deux carrières, pour en éloigner les chromatopseudopses. Un second moyen serait de proscrire l'usage du vert et du rouge comme signaux, puisque ces deux couleurs sont justement les plus faciles à confondre et les plus difficiles à être aperçues de loin. On les remplacerait alors par le jaune et le bleu, qui n'ont pas les mêmes inconvénients. »

Mais avant tout l'électricité, parcourant des centaines de lieues dans une fraction infiniment petite de seconde, serait susceptible de suppléer à l'imperfection de nos méthodes de signaux actuels. Plus rapide que la pensée, plus énergique que la volonté, l'électricité est l'esprit le plus subtil qui soit aujourd'hui au service de l'homme. Par elle, disparaissent l'espace et le temps, ces deux puissances immatérielles qui devaient si souvent contrebalancer nos efforts et nos moyens d'action. La distance est franchie, le temps abrégé, l'homme a décuplé son pouvoir.

Ce n'est pas ici le lieu de décrire l'*avertisseur des trains*, rêvé par le Dr Noel (1) ni le frein de M. Achard employé déjà sur quelques-unes de nos lignes; il me suffit de les signaler. Wilson a proposé de substituer la forme des signaux à leur couleur. Pour Cornaz, les lanternes blanches pourraient être rondes, les rouges carrées, les

(1) *Courrier des sciences*, 31 janvier 1864.

vertes triangulaires ; mais de loin, qui verra la forme de ces feux ? Il vaudrait mieux les abandonner ou convenir qu'un feu, quelle qu'en soit la couleur, signifie *arrêt.* Sur mer, la lumière Drummond, ou gaz oxy-hydrogène, tend à remplacer les autres signaux lumineux et notamment les verres colorés. Elle est maintenant employée sur chaque vaisseau de la flotte anglaise du canal.

Origine de l'achromatopsie. — Il nous reste à chercher les causes de cette mystérieuse anomalie de la vue. Malheureusement tout est encore à faire de ce côté. Le lecteur qui a bien voulu s'astreindre à suivre les détails physico-physiologiques de notre avant-propos, ou les développements que nous avons donnés à l'étude du daltonisme, serait certainement en droit d'attendre ici des compensations à sa persévérance et une théorie satisfaisante. Mais, à moins d'ajouter quelque modification aux trop nombreuses hypothèses déjà si proposées, nous ne saurions satisfaire pleinement sa légitime curiosité. Notre opinion pourra se résumer en ces mots : l'achromatopsie paraît du ressort de la physiologie et nllement de la physique.

Nous avons vu que les daltoniens offrent des yeux dont la construction anatomique et mécanique est dite irréprochable. Il n'en serait pas même ici comme pour l'astigmatisme, car, dans cette aberration monochromatique si commune, ou inaptitude à réunir en un foyer exact les rayons de lumière qui pénètrent dans l'œil (1),

(1) Voyez Donders, *De l'astigmatisme*, 1862, et supplément du traité de Mackenzie, 1866. C'est un état dans lequel la réfraction n'est pas la même suivant les divers méridiens de l'œil, les rayons n'étant par

il existe des modifications dans les courbures de la cornée et quelquefois du cristallin, c'est-à-dire dans une des parties importantes du système dioptrique de l'œil, tandis qu'il n'y aurait pas le moindre changement dans les milieux réfringents de l'œil du daltonien.

Les uns ont placé la cause de l'achromatopsie dans les milieux de l'œil ou dans l'appareil nerveux de cet organe, les autres l'ont rapportée au cerveau.

Voyons d'abord les théories pathogéniques qui cherchent dans l'œil même l'origine de l'achromatopsie. Dalton admettait que l'humeur vitrée était colorée chez lui en vert bleuâtre ; on avait là l'origine de son imperfection visuelle, lui permettant de voir le bleu et le jaune, mais non le rouge. Trinchinetti croyait guérir un daltonien par l'ablation du cristallin. Ces explications sont erronées, car les milieux de l'œil restent incolores chez les daltoniens; on est d'accord à nier chez eux le moindre trouble de la réfraction, le plus petit changement dans le corps vitré. D'ailleurs, à travers un verre coloré, on perçoit la couleur des corps tout autrement que dans l'achromatopsie, comme nous l'avons dit dès notre avant-propos, et chez beaucoup de vieillards, le cristallin est jaune ambré, jaune-topaze, sans qu'il y ait insensibilité pour les couleurs. Dans la cataracte, les couleurs ne se perdent qu'avec la lumière ; tant qu'il reste un peu de vision sur les extrêmes bords de l'iris ou sous l'action des mydriatiques, les couleurs sont

conséquent plus homocentriques (réunis en un véritable foyer). La cornée d'un œil astigmate est asymétrique. Cette irrégularité peut aussi porter sur le cristallin : d'où deux dispositions, susceptibles de s'additionner ou de se neutraliser l'une l'autre. Cet état est congénital, sauf à la suite de cicatrices ou de leucomes sur la cornée ; on y remédie par des verres cylindriques (concaves ou convexes), combinés avec les verres sphériques.

sainement perçues. M. Sichel nous cite un sujet qu'il guérit d'une cataracte; daltonien avant l'opération, il le redevint dès qu'il put de nouveau percevoir la lumière. Si la théorie de Dalton était vraie, l'usage des verres bleus rendrait daltonien. — Ajoutons enfin que l'examen cadavérique des yeux de Dalton, exécuté d'après la volonté testamentaire du célèbre physicien, prouva que, chez lui, les milieux oculaires étaient jaunes et non bleus; les objets vus à travers ces yeux n'en conservaient pas moins à peu près leurs nuances naturelles.

Il n'y aurait donc pas chez le daltonien trouble de la réfraction. Est-ce certain ? nous ne le croyons pas. On ne possède guère d'autopsie cadavérique poursuivie avec soin chez les achromatopses. Admettons que les milieux de l'œil soient incolores, est-ce une preuve qu'il n'y a pas pour eux des propriétés optiques anormales? Un milieu incolore peut très-bien absorber certains rayons et nous avons vu, à l'avant-propos, que d'autres ont deux teintes en deux directions différentes. Il faudrait, quand on aurait la bonne fortune de rencontrer une nécropsie de daltonien, s'adjoindre un physicien connu par le soin de ses procédés d'investigation et qui indiquât dans sa relation quelle marche il a employée.

Avec les photomètres chimiques, celui de Bunsen par exemple, capable d'apprécier la puissance des divers rayons, on devrait expérimenter sur les milieux oculaires, examinés déjà à l'œil nu et au microscope. Ce sont là sans doute des expériences délicates, longues, qu'il faut multiplier. Mais, jusqu'au jour où la science ne les possédera pas, il sera impossible de rien écrire avec certitude sur l'achromatopsie.

Si, d'autre part, les milieux de l'œil venaient à être démontrés colorés chez le daltonien et si cependant ces milieux étant rouges je suppose, l'observé n'avait pas eu connaissance du rouge pendant sa vie, on pourrait admettre des faits d'extinction analogues à ceux que M. Kirchoff a invoqués pour expliquer les raies noires du spectre solaire et que nous connaissons aussi en acoustique. Quand des ondes sonores ont, avant d'arriver à l'oreille, à traverser une série de cordes tendues, d'un piano par exemple, si aucune corde n'est à l'unisson des ondes, celles-ci les traverseront sans rien perdre de leur mouvement et nous les percevrons comme si les cordes n'existaient pas. Mais qu'une ou plusieurs cordes soient à l'unisson des ondes qui les viennent frapper, elles vibreront, et le mouvement des ondes sonores, complétement absorbé, employé à mettre la corde en vibration, ne saurait se propager au delà. Donc, toute onde sonore est arrêtée par un corps placé sur son passage s'il est susceptible, en vibrant lui-même, de donner un son de même hauteur. De même, qu'un rayon lumineux d'une certaine couleur, c'est-à-dire correspondant à un certain nombre de vibrations, rencontre un corps qui puisse émettre des rayons identiques, le mouvement vibratoire lumineux sera absorbé, employé à faire vibrer les molécules du corps, et ne se poursuivra pas au delà. Ainsi s'expliquerait physiquement qu'avec des milieux bleus, l'œil n'eût pas la notion du bleu. Mais ce sont là des hypothèses nouvelles encore sans fondement. Continuons à réviser celles d'autrui.

Wardrop invoque l'inégale réfrangibilité des rayons colorés. Le bleu et le jaune, occupant le milieu du spectre, tomberaient plus facilement sur la rétine que le rouge. Nous retrouverons plus loin à peu près la même hypothèse sous la plume de M. Sous.

Mais la plupart des auteurs ont pensé à la rétine (1), et en vérité on ne peut logiquement, s'il n'y a pas trouble de la réfraction, chercher l'origine de l'achromatopsie qu'au cerveau ou à la rétine, — à la rétine puisque, dans les névrites optiques que nous passions en revue à propos du daltonisme acquis, page 122, sq., on constate une cécité des couleurs preque constante (2).

Brewster croit à une insensibilité de cette membrane nerveuse pour les couleurs extrêmes du spectre. Ce défaut de susceptibilité, de délicatesse pour les impressions lumineuses, cette torpeur de la rétine, comme dit Wartmann, serait la suite d'une organisation imparfaite, n'allant pas jusqu'à affaiblir concurremment la faculté visuelle.

Thomas Young parle de la paralysie de fibres de la rétine spéciales à chaque couleur, mais l'existence de ces fibres reste à démontrer. On peut même dire que le microscope la dément ; il n'a pas su, jusqu'ici du moins, reconnaître des changements dans les cellules rétiniennes de l'œil des daltoniens (3). (Voyez cependant page 147).

Toutefois, cette hypothèse d'une paralysie rétinienne partielle, émise par Young dans un ouvrage fort difficile à se procurer, les *Transactions philosophiques*, compte encore de nos jours bon nombre d'adeptes ; elle s'ap-

(1) Je ne parle pas, à dessein, des théories relatives à la choroïde, qu'on croyait, au dernier siècle, la membrane impressionnable de l'œil.

(2) On serait même tenter de se demander, en voyant que cette cécité est l'expression des altérations rétiniennes ou du nerf optique (papille) de quelque nature qu'elles soient, si les recherches sur la rétine des daltoniens ont été poursuivies avec tout le soin qu'elles comportent.

(3) Observons d'ailleurs que ces résultats négatifs des recherches microscopiques ne suffiraient pas pour condamner l'hypothèse de Young qui est, après tout, la plus en vogue de nos jours ; le microscope ne saurait en effet donner la raison des fonctions de tel ou tel élément.

puie même sur l'immense autorité d'Helmholtz qui l'a relevée dans son *Optique physiologique*, travail presque inabordable aussi, parce qu'il fait partie d'une vaste encyclopédie. Il y aurait, dans le nerf optique, des fibres affectées au bleu, d'autres au rouge, d'autres au jaune : que l'une manque, et le sujet sera condamné fatalement à ignorer la couleur correspondante.

Mais alors pourquoi observe-t-on les mêmes imperfections physiologiques dans la cécité acquise pour les couleurs? En outre, si les fibres du bleu manquent chez lui, le daltonien devrait voir noir, et ainsi de même pour le rouge, ce que démentent un certain nombre des observations précitées.

Dans sa *Physiologie philosophique* (1866), M. J.-P. Durand défend cependant encore la division chromatique spécifique de la rétine, dont nous l'avons déjà vu parler à propos de notre première variété. La lésion anatomique déterminant l'achromatopsie totale « doit consister dans une anormale indivision du *différentiateur chromatique* de la fibre visuelle. En effet, ce vice d'organisation livrerait l'accès des trois fibres chromatiques élémentaires à l'action de tous les rayons colorés indistinctement, et par conséquent chacun de ces rayons déterminerait en nous la sensation de blanc, mais d'un blanc plus ou moins clair, plus ou moins gris, plus ou moins obscur, suivant la valeur de *ton* de la lumière colorée.

« Quant à l'achromatopsie partielle, elle doit tenir, soit à la paralysie de l'élément ou des éléments nerveux correspondant à la couleur ou aux couleurs qui font défaut, soit à la fusion, à la coalescence mutuelle de leurs différentiateurs particuliers, le différentiateur de l'autre élément ou des autres éléments persistant dans son individualité indépendante.

« Dans les cas de la première supposition, le sujet ne serait pas seulement étranger à une ou plusieurs couleurs, en outre il serait forcément étranger à la sensation de *blanc*, car un ou plusieurs des éléments essentiels de cette sensation manqueraient. Les images ayant, objectivement parlant, la couleur dont l'agent rétinal corrélatif se trouve paralysé, paraîtraient noires, c'est-à-dire paraîtraient comme si elles étaient objectivement noires, au lieu d'être bleues, ou vertes ou rouges, etc. Pour ce qui est de la lumière blanche, elle donnerait la sensation d'une couleur qui serait la complémentaire de la couleur ou de la somme des couleurs supprimées.

« Supposons, par exemple, que la fibre *xanthique* (jaune) soit paralysée : les objets jaunes paraîtront noirs, et les objets blancs seront vus d'une couleur qui répond à l'expression suivante : BLANC (= *rouge* + *jaune* + *bleu*); — JAUNE — ROUGE + BLEU = VIOLET. En outre, les diverses couleurs composées seront perçues, mais déduction faite de l'élément *jaune* qui pourrait y entrer. Ainsi, dans le cas que nous venons de supposer, le *vert* se confondrait avec le *bleu*.

« Dans l'hypothèse de l'autre lésion organique, la lumière blanche serait vue blanche, et ne pourrait être confondue avec aucune couleur *objective* (voyez p. 22, note 2), car son action mettrait en jeu la totalité des éléments chromatiques nerveux formée par le concours de l'élément libre et des deux éléments en coalescence. Mais, de toutes les couleurs, deux seulement seraient perçues : la couleur principale correspondant à la fibre spécifique isolée, et la couleur complémentaire. Ainsi la fibre chromatique qui a conservé son isolement étant, je suppose, l'*érythrique* ou fibre du rouge, et les deux autres, la *xanthique* et la *cyanique* (bleue), étant solidaires, c'est-à-dire répondant chacune et à son propre rayon spécifique normal et au rayon spécifique de l'autre, soit au rayon bleu et au rayon jaune indistinctement, — il s'ensuivrait que les objets bleus et les objets jaunes paraîtraient respectivement verts, et que ces trois couleurs seraient absolument équivalentes. Quel serait l'effet du violet? D'une part, le rouge qu'il contient frapperait la fibre érythrique restée indépendante, et produirait une sensation du rouge ; d'autre part, son élément bleu se porterait sur les deux fibres *xanthique* et *cyanique* coalescentes, amènerait une sensation de vert, et de là sortirait une résultante qui serait un mélange de rouge et de vert, c'est-à-dire le blanc. Ainsi, dans la condition organique que nous supposons, le violet et le blanc ne feraient qu'un. »

« Il est probable, dit Thomas Laycock page 441, ch. VI, part. IV, vol. 2 : *Mind and brain, or the correlations of conciousness and organisation with their application to physiology, philosophy, mental pathology*), que les nerfs de la vision, de l'odorat et de l'ouïe sont très-divisés (*highly differentiated*) et que ce que nous appelons un nerf simple est réellement composé. Ainsi le nerf optique peut servir au moins à trois choses (*three differentiations*) : la forme, la couleur et le toucher. On suppose le daltonisme dû à un vice cérébral ; mais on peut, non sans raison, supposer qu'il résulte de l'action imparfaite des fibres chromatiques. Ainsi, chez les oiseaux, les fibres de la rétine (*the retina rods*) *sont surmontées de globules rouges ou jaunes*. Cette constitution pourrait modifier les rayons colorés, et il est probable que tous les animaux la possèdent. Elle expliquerait l'influence pathologique des couleurs spéciales telles que le rouge, le bleu, le noir, le daltonisme aussi, enfin les nombreux phénomènes instinctifs que présentent les êtres inférieurs par rapport aux couleurs. Cette idée de la division des nerfs cérébraux nous amène à la conclusion que leurs racines sont en réalité des faisceaux de fibrilles douées de fonctions différentes. »

— On a aussi admis, et Élie Wartmann admet notamment (1848), un état anormal dans l'élasticité de l'expansion du nerf optique. La rétine réagirait semblablement sous deux ou plusieurs radiations colorées différentes : qu'on suppose alors l'ébranlement causé par un rayon, rouge par exemple, identique avec celui qu'engendre un rayon vert, il y aura confusion de ces deux couleurs pour l'œil les percevant dans ces conditions. Cette théorie s'appuie sur l'analogie que nous avons fait observer plus d'une fois entre le mécanisme de la vue et celui de l'ouïe (1).

M. Sous opinait d'abord dans le même sens. Son sujet ne distinguant pas le rouge, mais percevant le violet (voy. notre obs. IV), cet auteur crut que la rétine hypertrophiée était incapable de vibrer sous les ondulations des radiations rouges, — ondes moins nombreuses que celles du violet, nous l'avons vu dans notre *Avant-propos*. L'observé, on se le rappelle, ne voyait plus que du noir après avoir regardé cinq minutes l'objet ; c'est, disait M. Sous, que la rétine paresseuse ne vibrait plus par les couleurs. — Mais cette explication est inadmissible, car les couleurs non perçues par les daltoniens ne se classent pas dans un ordre conforme à

(1) Ruete insiste sur l'analogie entre l'achromatopsie et certains vices congénitaux de l'ouïe ; il existe, par exemple, des gens qui ne perçoivent qu'un bruit monotone dans une harmonie variée et animée. De semblables imperfections innées sont connues pour le sens du goût et de l'odorat.

l'échelle du nombre de leurs vibrations; les sujets de notre première variété devraient voir le vert, l'indigo, le violet, couleurs plus riches en ondulations que le jaune. Il est vrai que les conciliations sont possibles; un daltonien sentira le jaune et le bleu, parce que les ondes de ces radiations ont une vitesse moyenne; s'il n'aperçoit pas les extrêmes du spectre (rouge et violet), c'est pour la même raison qu'un son trop aigu ou trop grave n'est pas entendu (voy. notre p. 34).

Muncke fait une hypothèse assez séduisante, malheureusement non appuyée par les faits (1). Supposons, dit-il, qu'en ce qui concerne l'activité du nerf optique, il n'y ait que deux couleurs, le bleu et le rouge, avec leurs complémentaires, le jaune et le vert; la première caractérisée par sa puissance chimique, la seconde par son pouvoir calorifique (voy. nos p. 11 et 12). Toutes les autres couleurs se déduiront des mélanges et des nuances de ces quatre, en ce qui tient à leur influence physiologique sur l'œil. Il suffit dès lors d'admettre le nerf plus ou moins sensible à l'action échauffante de la lumière, pour comprendre comment, dans tous les cas possibles, le jaune, qui est la couleur la plus lumineuse, se reconnaîtra entièrement et exactement, toutes les autres couleurs n'apparaissant que par opposition; voilà pourquoi le vert et le rouge ne se distinguent pas et se confondent souvent avec le bleu et le jaune. On sait par une foule d'expériences que c'est pour le rouge et pour le vert que l'œil est le moins sensible.

— J'arrive à la seconne classe de théories. Elles me paraissent, quant à présent, plus admissibles, car nous avons vu l'achromatopsie fausse, symptomatique, se lier

(1) *Gehler's physikalisches, Wœrterbuch*, t. IV, p. 1428. 1828, Leipzig.

le plus souvent à des troubles pathologiques du système nerveux central.

Un fait classique, c'est que l'œil, comme chacun de nos sens, est composé de trois parties distinctes : un appareil extérieur destiné à recevoir l'impression d'un objet déterminé (rétine); un nerf qui vient y aboutir et qui transmet; une portion grise de l'encéphale pour sentir et surtout percevoir, au point que le terme dont nous nous servons souvent comme on le fait pour le langage ordinaire, *perception par l'œil*, est tout à fait impropre et figurée, l'œil ne sentant pas plus que les nerfs de la peau n'ont conscience de la piqûre. On sait en effet qu'aux cellules de la substance grise des circonvolutions du cerveau sont dévolues les fonctions les plus nobles de l'innervation, les fibres de la substance blanche n'étant que de purs conducteurs. Le développement des circonvolutions est un des indices de la supériorité intellectuelle, comme le voulait déjà Érasistrate, réfuté si plaisamment par Galien ; Gall et Spurzheim ont fait de ces replis multiples l'instrument matériel de nos facultés multiples. On a même pu ajouter que la partie antérieure paraît surtout le siége de l'activité cérébrale ; Gratiolet a montré le rapport entre la portée intellectuelle et le développement des circonvolutions frontales.

Inutile aussi de rappeler que le cerveau est le siége unique des perceptions véritables ou conscientes (sensations raisonnées), — bien qu'insensible par lui-même (Lory, Flourens). Les excitations périphériques, les impressions recueillies par les fibres sensitives terminales, sont conduites à l'encéphale; mais la réaction reste inconsciente (réflexe) tant qu'elle n'est pas arrivée au cerveau. C'est par le cerveau,—instrument unique des idées, de la réflexion, du jugement, du raisonnement, — que l'être a le sentiment de son individualité, qu'il est instruit des modifications subies par ses nerfs sensitifs. Les tubercules quadrijumeaux sont les noyaux d'origine des nerfs optiques (surtout les *nates* ou tubercules optiques), nerfs dont le centre trophique est d'ailleurs la rétine (Walter). Or, si ces tubercules sont le centre sensitif de l'impressionnabilité à la lumière, si leurs lésions entraînent la cécité (Magendie, Flourens, Béclard, Longet), ils ne sont susceptibles que de phénomènes automatiques, sensitivo-moteurs, de sensations inconscientes, analogues à celles de la protubérance. La perception visuelle reste l'attribut du cerveau (1).

John Herschel crut, le premier, à un trouble du cerveau dans l'achromatopsie. « Le daltonisme, dit-il, ne consiste pas dans une insensibilité de la rétine pour les rayons réfractés d'une certaine façon, ni dans l'existence de quelque matière colorante dans les milieux de l'œil, mais dans quelque défectuosité du *sensorium commune* (2), par suite de laquelle il se trouve dans l'impossibilité d'apercevoir, entre les rayons lumineux, les différences d'où dépendent leur couleur. » A vrai dire, conclure avec Herschel et Elliotton qu'il y a défaut du cerveau tel qu'il ne peut plus apprécier exactement la distinction entre les divers rayons du spectre; c'est formuler un fait connu sans

(1) Nous résumons ce passage d'après notre *Essai sur la physiologie du cerveau*, p. 284 sq. et 314 sq., insérée dans notre *Manuel des autopsies cadavériques*, ouvrage qui vient de paraître chez G. Baillère.

(2) On désignait alors sous ce nom le cerveau ; le mot s'applique plus exactement à la protubérance, puisque celle-ci jouit d'une certaine perceptivité, qu'elle est le siége de la sensibilité non perçue ou des perceptions obtuses (Longet), qu'enfin c'est là où les impressions venues de la périphérie subissent (s'il est permis de les considérer comme des entités) une élaboration qui les spécialise, les transforme en *sensations*, celles-ci d'ailleurs inconscientes en dehors du cerveau.

successifs pouvaient se faire en présence de l'air, fait que nous avons d'ailleurs constaté plusieurs fois en nous servant, comme point de départ, de la culture que nous avait donnée M. Schmorl (1). »

Nous n'avons pas eu la bonne fortune d'obtenir de cultures d'*actinomyces;* le pus de vache que nous avons eu à notre disposition était trop ancien; les cultures ensemencées avec ce pus et maintenues à l'air donnèrent naissance à des microbes associés; les cultures dans le vide demeurèrent stériles.

Mais nous avons eu à notre disposition, pour certaines de nos expériences, une culture d'*actinomyces* sur agar-agar venant de Prague. Sur cette gelée, la culture a l'aspect suivant : taches arrondies, d'un gris blanchâtre, un peu transparentes, à bords découpés découvrant une assez grande partie de la surface, adhérant même très intimement au milieu, au point que l'on a de la peine à les en séparer avec le fil de platine. Rien dans la profondeur, où le milieu de culture est resté complètement transparent.

Les schizophytes pris dans les cultures se colorent beaucoup plus facilement et surtout plus conformément aux réactions ordinaires des micro-organismes que ceux pris directement dans le pus; il est vrai que, dans les cultures, on ne trouve pas de ces formes d'involution en massue qui pullulent dans le pus. La

(1) L. Dor, *Gazette hebdomadaire de méd. et chir.;* Paris, 28 février 1893, p. 40.

portion de la branche gauche de la mâchoire inférieure d'un bœuf. On y peut voir les caractères appréciables lorsque l'animal est encore sur pieds. La tumeur arrivée à ce volume est considérable; elle déforme la tête et forme un contraste, qui rappelle un

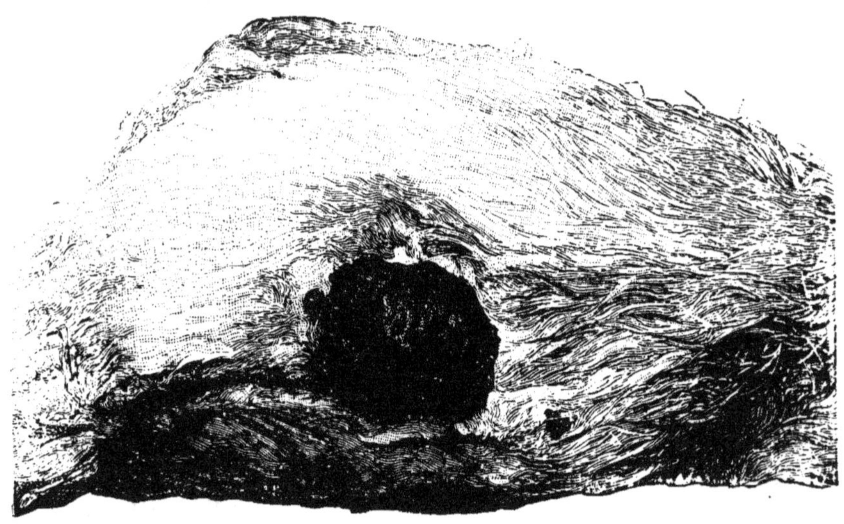

Fig. 9. — Bord inférieur (d'après une photographie, Bernard).

singe glouton qui remplit et distend ses abat-joues, et contraste avec un autre singe joueur, qui ne songe pas à manger et ne s'occupe qu'à grimacer. L'ulcère tranche nettement au milieu des poils; il est assez large, avec des bords circulaires; il n'est ni saillant, ni déprimé; sa surface est lisse, régulière, sans anfractuosités, et même sans granulations, sans fongosités; elle n'est d'ailleurs pas très sensible au contact et elle n'est pas non plus saigneuse. Lorsque ce

lobe antérieur (1). Pourquoi n'en serait-il pas ainsi de la perte de la faculté de percevoir la couleur, avec intégrité des organes visuels? On pourrait objecter que, chez les aveugles, on n'a pas noté des lésions intéressant plus spécialement le lobe frontal; mais la cécité est variable comme sa cause, et d'ailleurs l'attention ne s'est guère portée de ce côté dans les nécropsies. Même réponse si l'on me fait observer que les lésions ou l'atrophie congénitale de la partie antérieure des lobes antérieurs restent le plus souvent sans achromatopsie (2). Dira-t-on enfin que, pour constituer une image, il faut quelque chose de plus que la couleur, il faut la forme; qu'on ne saurait comprendre comment ces deux éléments, une fois arrivés au cerveau, vont se séparer l'un de l'autre, chacun de son côté se faire percevoir par un organe distinct? Je vais moi-même, on le voit, au devant des répliques. Qu'est-ce, me répond-on, qu'une image sans forme ou une forme sans image? — Je m'appuie encore sur la célèbre discussion à propos « du sens spécial des mots et du siége de la faculté du langage » (Gall). Si les lobes frontaux constituent l'organe de la formation, de l'association, de la mémoire des mots, comme aussi des principaux signes de la pensée (Bouillaud), leur lésion entraîne la perte de la parole : et cependant, non-seulement la liberté de la langue et le pouvoir coordinateur des mouvements qui servent à articuler les mots sont conservés, mais encore la coordination intellectuelle peut persister. Les idées, le *langage mental intérieur*,

(1) Nous avons exposé au long ces vues actuelles sur la pluralité des organes et des fonctions du cerveau, et sur l'aphasie, dans notre *Manuel* précité, p. 291-303.

(2) Des objections analogues ont été faites à la localisation de la mémoire des mots, je renvoie à ma discussion sur ce sujet.

la parole *pensée* restent ; le langage extérieur, la mémoire des mouvements nécessaires au langage articulé, sont seuls perdus. Sans doute cette dissociation entre le phénomène intellectuel et le phénomène matériel, extérieur, de la parole, n'est pas identique avec la cécité des couleurs et la perception des formes des objets ; mais elle est analogue. En fait d'actes intellectuels, le physiologistes ne peut encore préciser mathématiquement. La forme et la couleur des corps constituent chacune une entité à première vue indivise, et cependant, dans les diverses perceptions que nous avons indiquées à dessein à propos du diagnostic, nous les avons vues plus d'une fois se montrer indépendantes l'une de l'autre. De ce qu'une lésion, une atrophie de ce coin du cerveau réservé peut-être à la faculté des couleurs, entraîne des troubles dans la sensation des nuances du spectre, il n'est pas démontré que ces troubles doivent exister dans la même proportion pour la forme des objets. Les malades qui voient les corps doubles ou confus ou partiellement, en apprécient souvent les couleurs, — de même que le langage semble susceptible de s'isoler de l'idée, dont il n'est cependant, en général, que l'extérioration.

Sans doute cette fragmentation anatomique de notre activité intellectuelle, de notre âme, réputée indivisible par les psychologues, est loin d'être encore établie par la physiologie et la pathologie encéphaliques ; mais elle le sera vraisemblablement un jour, et c'est à cet effet que nous appelons de ce côté les recherches.

Il faudrait enfin, pour cette théorie de la localisation, que le nerf optique fût en communication de fibres avec les circonvolutions cérébrales. Gratiolet crut un moment avoir poursuivi ces expansions de la seconde paire crânienne jusqu'à l'écorce blanche de la couche optique et même jusqu'aux circonvolutions où s'opère la perception de l'impression lumineuse. Mais cette hypothèse d'une troisième racine (r. *cérébrale*) des nerfs optiques s'étalant en forme d'éventail dans le lobe postérieur du cerveau, n'a pu encore être vérifiée anatomiquement. Les apoplexies, par cela qu'elles siégent généralement dans la substance grise, n'entraînent le plus souvent pas l'amaurose ; il en est de même pour le corps strié et le centre de la couche optique.

— Quand on voit les hypothèses affluer pour la solution d'un problème, la vérité est encore loin de se faire jour. Tel est le cas du renversement des images sur la rétine, tel est le cas de l'achromatopsie. Des trois principales théories proposées : la théorie chromatique, la rétinienne, la cérébrale, aucune n'a encore été démontrée. Les deux premières surtout ne satisfont guère l'esprit, nous les avons récusées. Mais il est plus facile de démolir que d'édifier. Me pressera-t-on de prendre un parti ? Je confesserai mon impuissance : *Non nostrum inter vos tantas componere lites.* Je pourrais me sauver par les expressions insignifiantes de *névrose continue de la rétine*, d'*imperfection congénitale des nerfs optiques*, de *trouble fonctionnel sans douleur ni altération organique appréciable ou encore appréciée.* Mais, en toute sincérité, bien que mes penchants soient manifestement pour la localisation cérébrale, je crois que la science ignore encore la cause de l'achromatopsie.

MARCHE. — L'achromatopsie se développe de suite. Dès que l'enfant est en état de donner des renseignements sur la manière dont il juge les couleurs, on le reconnaît daltonien. Il n'en est donc pas ici comme dans la phthisie; celle-ci susceptible, — au moins dans les vues de l'école humoriste ou pour ceux qui croient aux diathèses,—de rester latente jusqu'à quinze, vingt, trente ans, et qui a besoin, pour se développer, d'une sorte de coup de fouet, d'une impulsion accidentelle, d'une cause occasionnelle. Notre observation XXV ferait pourtant exception s'il faut la rattacher à l'achromatopsie vraie.

Reste également à savoir si les années ne modifient pas l'achromatopsie. Pour nous, cette anomalie visuelle paraît invariable, différant encore en cela des affections héréditaires à lésion organique comme la phthisie, et aussi des affections que nous avons rappelées à propos du diagnostic. Un fait curieux, c'est qu'elle semble également immuable dans sa transmission héréditaire. Le fils appartient à la même variété que le grand-père maternel, sans modification aucune, en général au moins.

Traitement. — Je n'ai pas ici de plus consolantes paroles, de plus fructueux enseignements à présenter. Quels que soient les symptômes caractérisant cette bizarre imperfection, elle est du grand nombre de celles que l'art du divin Esculape est encore impuissant à guérir, peut-être même à atténuer. Tous les oculistes sont unanimes sur ce point, si bien qu'un chapitre *Terminaison* devient inutile pour une anomalie résistant à toute médication.

Sans fatiguer le lecteur par l'examen de tous les traitements irrationnels proposés, — et l'on sait que, comme pour les théories, le nombre des traitements est toujours en raison inverse de la difficulté de la cure, — je parlerai seulement des bésicles ou lunettes de couleur. Wittloch-Nicholl, Seebeck ont préconisé leur emploi. Mais le plus souvent elles ne font que jeter un voile sur les couleurs de l'objet, sans changer la manière dont on les voyait auparavant. — Élie Wartmann dit également qu'un moyen de redresser jusqu'à un certain point les erreurs d'appellation, consiste à examiner les objets colorés à travers un milieu transparent, comme du verre ou un liquide possédant une certaine teinte connue. Supposons cette teinte rouge : l'impression d'un corps vert et rouge, le même d'abord à l'œil nu, deviendrait distincte par l'usage de cet écran diaphane. Rien n'égale, dit-il, la surprise d'un daltonien qui découvre ainsi les erreurs qu'il a journellement commises dans l'appréciation des couleurs.

Les lunettes, — qu'on ne saurait prescrire dans les cas de cécité acquise pour les couleurs, parce qu'elles éblouiraient le plus souvent, — seront surtout choisies en une couleur complémentaire de la couleur perçue; le bleu pourra devenir ainsi moins bleu, le jaune moins jaune (1). Le mal, puisqu'il est incurable, sera du moins atténué.

Malheureusement la teinte des verres colorés et leur nombre ne peuvent se prescrire à l'avance, et il y a tant de variétés individuelles d'achromatopsie, qu'il est impossible de choisir *à priori* pour chaque cas particulier. D'ailleurs, ce moyen ne remédie qu'aux méprises de la nature spécifique des couleurs, et laisse subsister celles qui portent sur les nuances d'une même teinte. A la fin de l'observation XVIII, on verra combien les lunettes sont inutiles dans certains cas.

(1) Nous avons vu des daltoniens percevoir mieux aux couleurs artificielles qui ont plus de jaune ou d'orangé que la lumière solaire. Aussi Wilson a conseillé les lunettes teintes en orangé pâle par l'oxyde d'argent ou en jaune ; le jaune surtout exciterait mieux les rétines engourdies.

Que ferions-nous donc, si nous étions appelé à donner nos soins à un daltonien incomplet? Nous lui prescririons peut-être des verres rouges ou bleus selon le cas ; nous établirions son diagnostic, et nous ferions son éducation, à l'aide des cercles chromatiques, — car de ce qu'un sujet vous dit, de propos délibéré : « Je ne vois pas telle couleur, » ce n'est pas un motif pour le croire; il faut s'assurer de la certitude de ses jugements, en les contrôlant par des tableaux de couleurs ou mieux, nous l'avons dit (p. 131) par le spectre (1). En tout cas nous lui donnerions des indications sur la couleur des principaux corps non susceptibles de se modifier, nous l'engagerions à leur comparer tous les autres objets. Avec de la réflexion, de l'exercice, notre sujet deviendrait certainement à même de saisir dans les couleurs des différences qu'il n'aurait pas perçues autrement, et d'éviter de fâcheuses méprises. Dans les observations rapportées plus haut, nous avons remarqué combien le raisonnement, l'expérience, l'induction peuvent suppléer à l'imperfection de la vue.

M. Sous cite un bijoutier de Bordeaux qui, ne pouvant voir les couleurs, reconnaît les qualités et la nature des pierres fines à leur structure. Le relieur de l'observation XVIII continuait son métier à condition qu'on lui préparât le travail : quand il venait à la clinique de M. Sichel, il apportait des papiers colorés qu'on lui présentait ensuite après les avoir mêlés à son insu; il avait fini par soupçonner assez les couleurs franches pour dire « ce pourrait être du bleu » ou « du rouge; » mais

(1) Wilson cite des observations où, en cherchant à montrer au sujet des différences entre les couleurs qu'il confond, on n'a réussi qu'à embrouiller son jugement. — Nous avons cependant vu (obs. XVI et cas de M. Thuvé) que les daltoniens savent généralement mieux apprécier les couleurs par comparaison.

pour les nuances tendres, il était impossible de lui arracher son jugement. L'observation suivante achèvera de conclure dans notre sens (1) :

Observation XXVI. — Il s'agit d'un homme confondant le rouge avec le vert, le rose avec le bleu-clair ; il avoue que les impressions produites en lui par ces teintes sont pourtant différentes, mais qu'il hésite à nommer, faute de mémoire pour les couleurs. Ce daltonien avait cependant une excellente mémoire sous les autres rapports ; il se rappelait parfaitement les faits historiques, les dates, les formules scientifiques, les connaissances qu'il avait acquises par ses lectures. Quand il avait un plan, il savait d'avance si la bouteille de carmin était plus grande, plus ou moins pleine que celle de vert-d'eau ou de bleu ; il ne se trompait point en prenant son encre de chine pour une autre tablette de couleur ; il connaissait le nom de toutes celles qu'il employait, et, sans en voir l'effet, les appliquait convenablement. De même, lorsqu'il peignait, l'indication empreinte sur chaque tablette de sa boîte de couleurs, les noms écrits sur les enveloppes des paquets, leur grosseur, quelque signe accidentel des fragments, l'empêchaient de prendre une nuance pour l'autre. Il fondait habilement ses teintes et ses ombres, et, son ouvrage terminé, il pouvait dire de quelle couleur il avait fait le ciel, les arbres, les rochers d'un paysage, — le teint, les cheveux, l'habit d'un portrait. Mais il formulait cette appréciation uniquement d'après les étiquettes, l'habitude, quelques circonstances particulières, et non d'après les caractères lumineux des objets. Ses amis, à ce qu'il paraît, reconnurent pourtant à la longue qu'il avait fait des progrès, et lui-même finit par sentir qu'il en était arrivé à mieux voir certaines couleurs ou à s'en mieux rappeler les noms qu'il n'aurait pu faire quelques années auparavant.

Terminons par un fait assez peu vraisemblable pour n'être pas admis sans sérieuse confirmation. De même qu'une sorte d'*acies* de la vue permet à certains daltoniens, de notre premiere groupe surtout, de lire dans une demi-obscurité (2), il paraîtrait, à croire certains

(1) Voyez d'Hombres-Firmas, *Mémoires de l'Académie des sciences*, 1849, p. 377.

(2) Le Dr Dawbeny-Tuberville, *The Two letters from the great and experienced oculist Dawbeny-Tuberville*, parle d'une fille de 32 ans qui ne voyait

auteurs, qu'avec de l'habitude le toucher pourrait redresser quelques méprises de l'œil. On a bien cité des faits plus difficiles encore à admettre, des aveugles susceptibles de discerner les couleurs par le tact : c'est au moins ce qu'assurent Wardrop (1) et sir Hans Sloane (2); tel aurait été le cas de Marguerite Mac-Evoy (3), du Dr Moïse, de l'aveugle de Hartford (4), faits dont la certitude nous paraît loin encore d'être scientifique. Nous avons vu plus d'un aveugle lire avec le doigt des caractères de relief même peu considérable; mais quel rapport peut-il exister entre le tact et les couleurs? N'y a-t-il pas là quelque erreur crédule d'une part, quelque comédie de l'autre, du genre de ce qui se passe pour les somnambules voyant ou entendant par l'estomac?

que le blanc et le noir (notre 1er *groupe*), mais qui « pouvait lire plus d'un quart d'heure dans la plus grande obscurité, » fait curieux également, puisque l'achromatopsie existe ici chez une femme.

(1) La femme citée par Wardrop était aveugle des suites d'une variole, et, par le tact, serait devenue susceptible de discerner toutes les couleurs, même les plus tendres, comme le rose. Cette femme était hystérique d'ailleurs; on ne pouvait la contredire impunément, etc.

(2) *History of James Mitchell.*

(3) Thomson, *Annales of philosophy*, 1817.

(4) Abercombie, *Inquiries concerning the intellectual powers and the investigation of truth*, 10e édit., p. 51, 1840.

TABLE DES MATIÈRES

FIN DE LA TABLE

A. PARENT, imprimeur de la Faculté de Médecine, rue Mr-le-Prince, 31.

www.ingramcontent.com/pod-product-compliance
Lightning Source LLC
LaVergne TN
LVHW020019170826
845678LV00001B/53
* 9 7 8 2 3 2 9 7 9 2 2 9 3 *